치매 예방, 기억력·집중력 향상
어르신을 위한 색칠 놀이

치매 예방, 기억력·집중력 향상

어르신을 위한 색칠 놀이

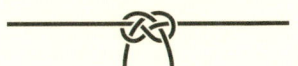

구성·미토스기획

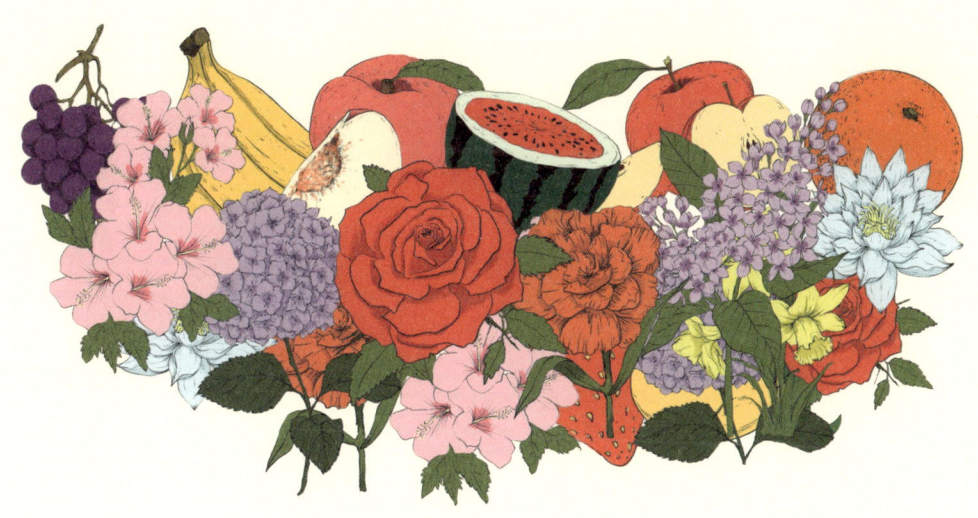

오렌지연필

◆ 머리말

심신의 안정과 치매 예방을 위한 컬러링북

65세 이상 인구가 총인구를 차지하는 비율이 7퍼센트 이상인 경우 고령화 사회라고 합니다. 65세 이상 인구가 총인구를 차지하는 비율이 14퍼센트 이상이면 고령사회라고 하지요.

우리나라는 2015년 현재 노인 인구가 13.1퍼센트에 이르러 고령사회에 바짝 다가섰어요. 그리고 2025년에는 그 비율이 20퍼센트에 달해 초고령화 사회로 돌입할 것으로 추정되고 있습니다.

이 와중에 어느새 우리가 노인의 대열에 들어섰습니다. 그러고 보니 마음은 여전히 젊다고 생각하는데 몸이 내 마음대로 움직여지질 않죠. 아까 식사 후에 약을 먹었는지도 기억나지 않는 지경이에요. 그래서 우리 나이에는 메모지와 볼펜이 필수품이라는 말이 있지요. 학창시절로 돌아간 듯 모든 일상을 기록하라고 합니다. 그래야 근육의 노화나 기억력 감퇴가 더디게 진행된다고 해요.

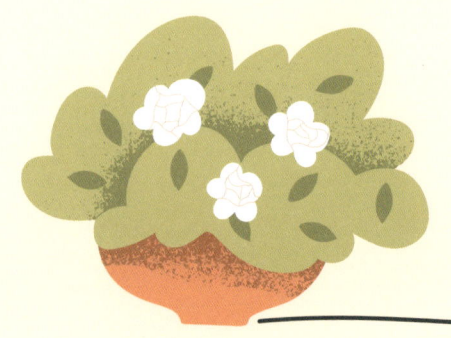
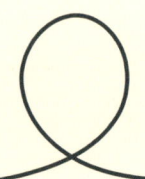

손이나 손가락 및 손목에 있는 소근육을 움직이는 일상 활동에는 젓가락질이나 가위질, 칫솔질 등이 있습니다. 그래서 의사들이 집에 있는 동안 누워 있거나 앉아 있지만 말고 계속해서 손가락과 발가락을 움직이라고 권하지요.

색칠하기나 종이접기, 퍼즐 맞추기 등의 놀이로도 소근육 운동을 할 수 있습니다. 이러한 소근육 운동은 치매 예방에도 무척 도움이 된다고 해요. 그중에서 색칠하기는 가장 쉽게 할 수 있는 소근육 운동 놀이입니다.

색칠하기는 손가락을 써야 하기에 손목을 지탱하는 근육도 키울 수가 있어요. 나아가 팔 근육을 움직이게 하기에 대근육 운동으로도 이어지지요. 그리고 다양한 색깔을 사용하는 활동을 통해 색에 대한 감각을 유지할 수 있어요. 흔히 컬러테라피라고 하는 심리 치료도 함께할 수 있는 셈이에요.

컬러링북《치매 예방, 기억력·집중력 향상 어르신을 위한 색칠 놀이》는 밑그림에 다양한 색을 입히는 동안 일상의 스트레스를 날리고 평온한 마음 상태를 유지하게 해줍니다. 예시의 그림과 꼭 같은 색깔로 색칠하지 않아도 돼요. 내가 좋아하는 색, 내가 편안하게 느끼는 색을 사용해 신경을 안정시키는 시간을 가져보아요. 색칠하기 활동은 우울증 증상이나 불안 장애를 감소시킨다고 하니, 매일 조금씩이라도 색칠 놀이를 해보기로 합니다. 오늘도 내일도 건강하고 행복한 인생을 위하여 잠깐의 시간을 투자하세요.

차례

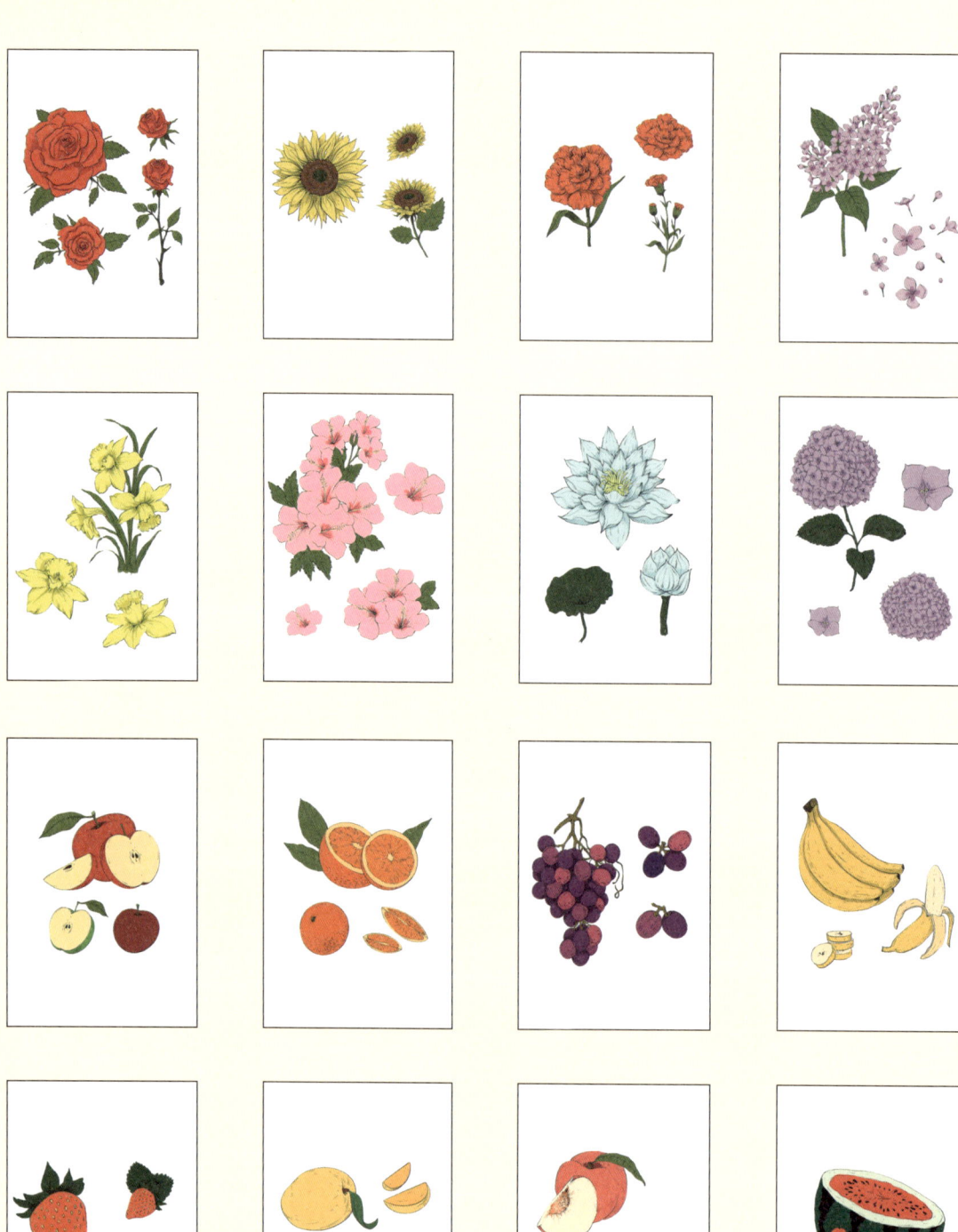

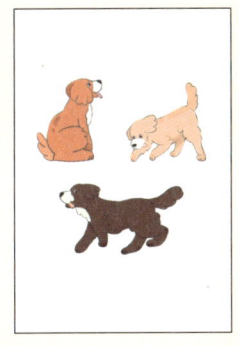
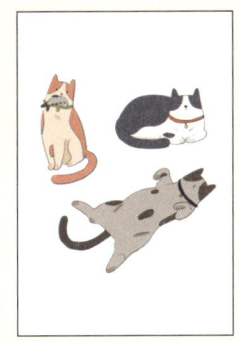
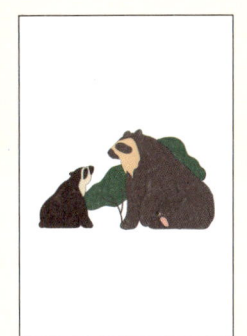
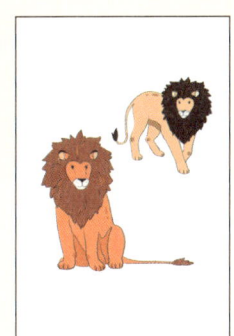
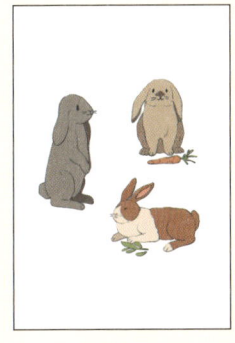
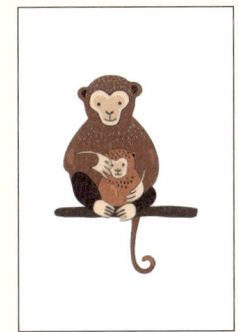
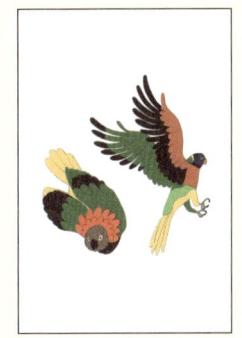
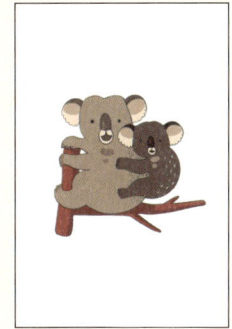
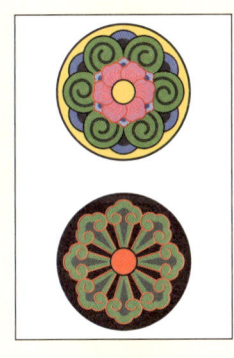
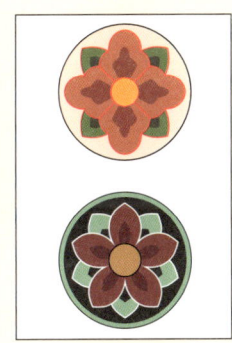
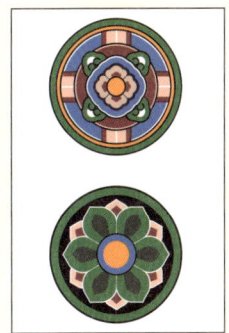
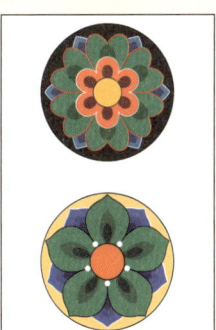
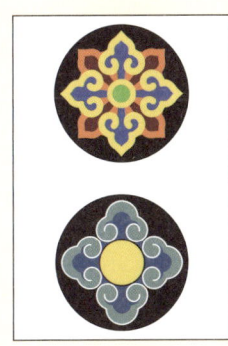
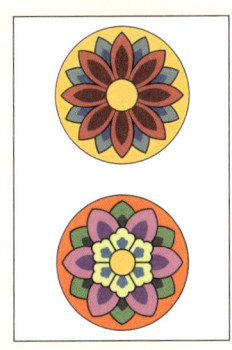
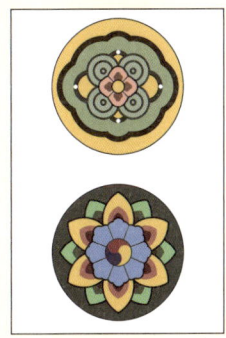
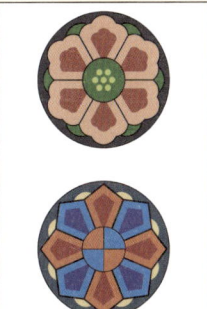

일러두기

왼쪽의 색칠된 그림은 하나의 예시이므로,
똑같이 그리지 않으셔도 됩니다.
원하는 색깔로 마음껏 색칠해보세요.

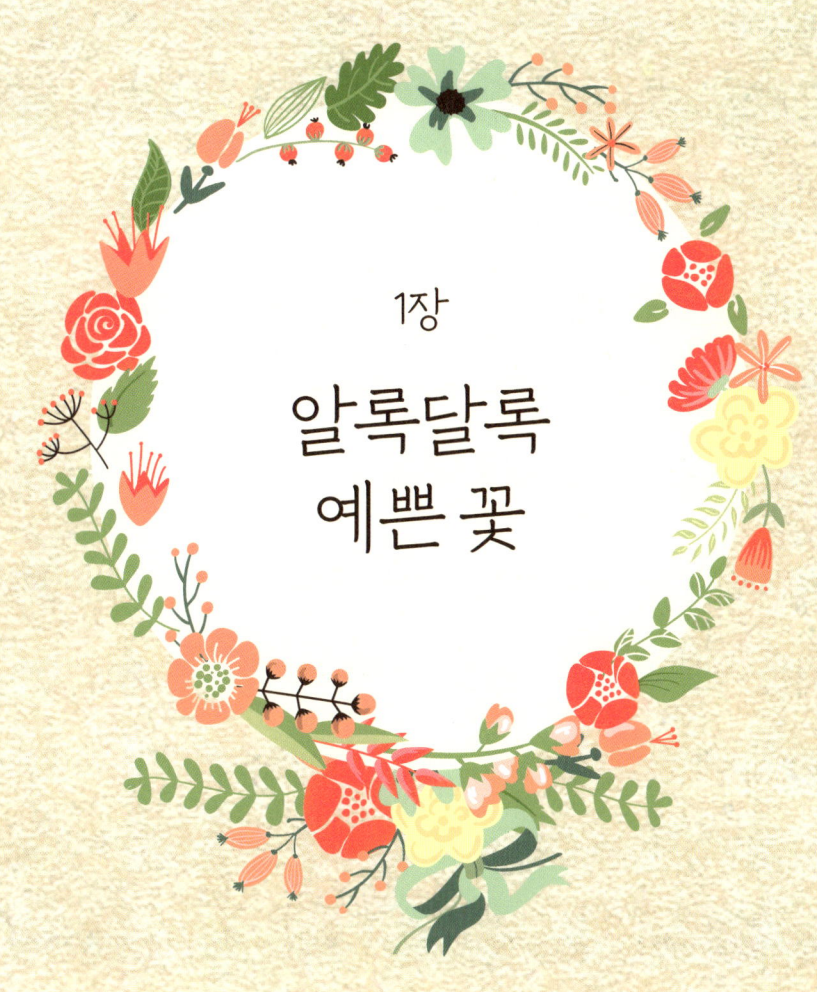

◆ 장미

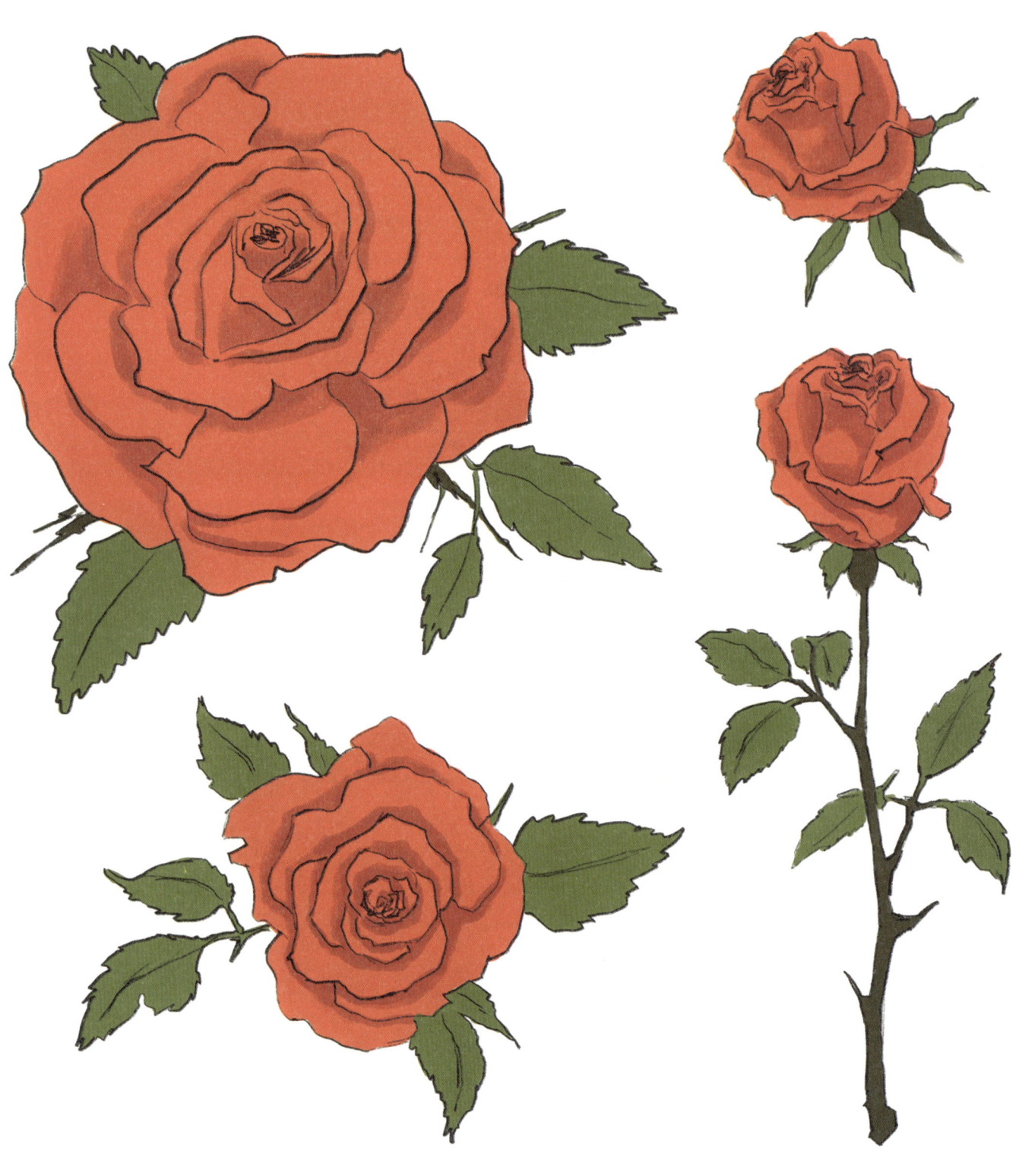

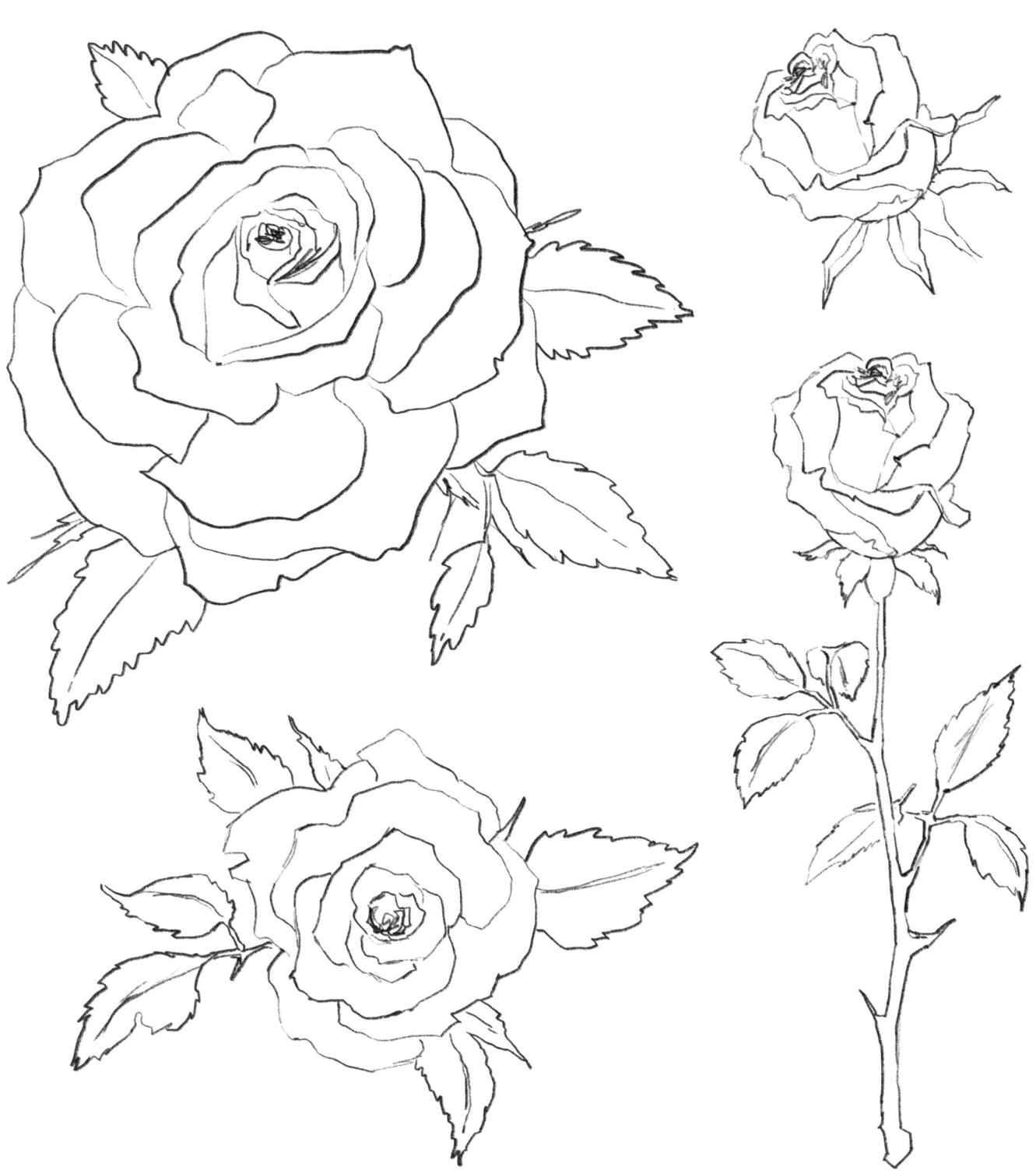

◆ 해바라기

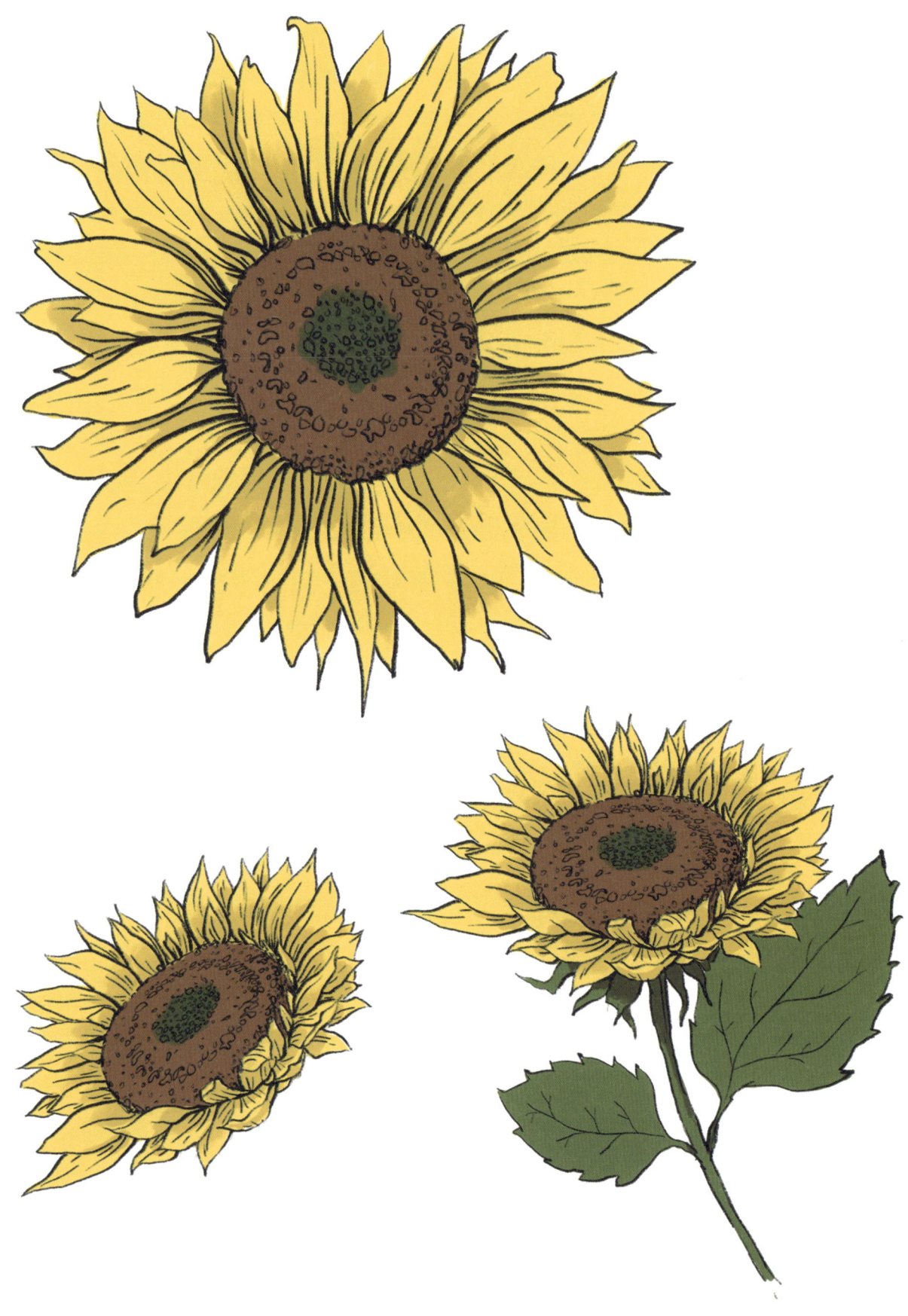

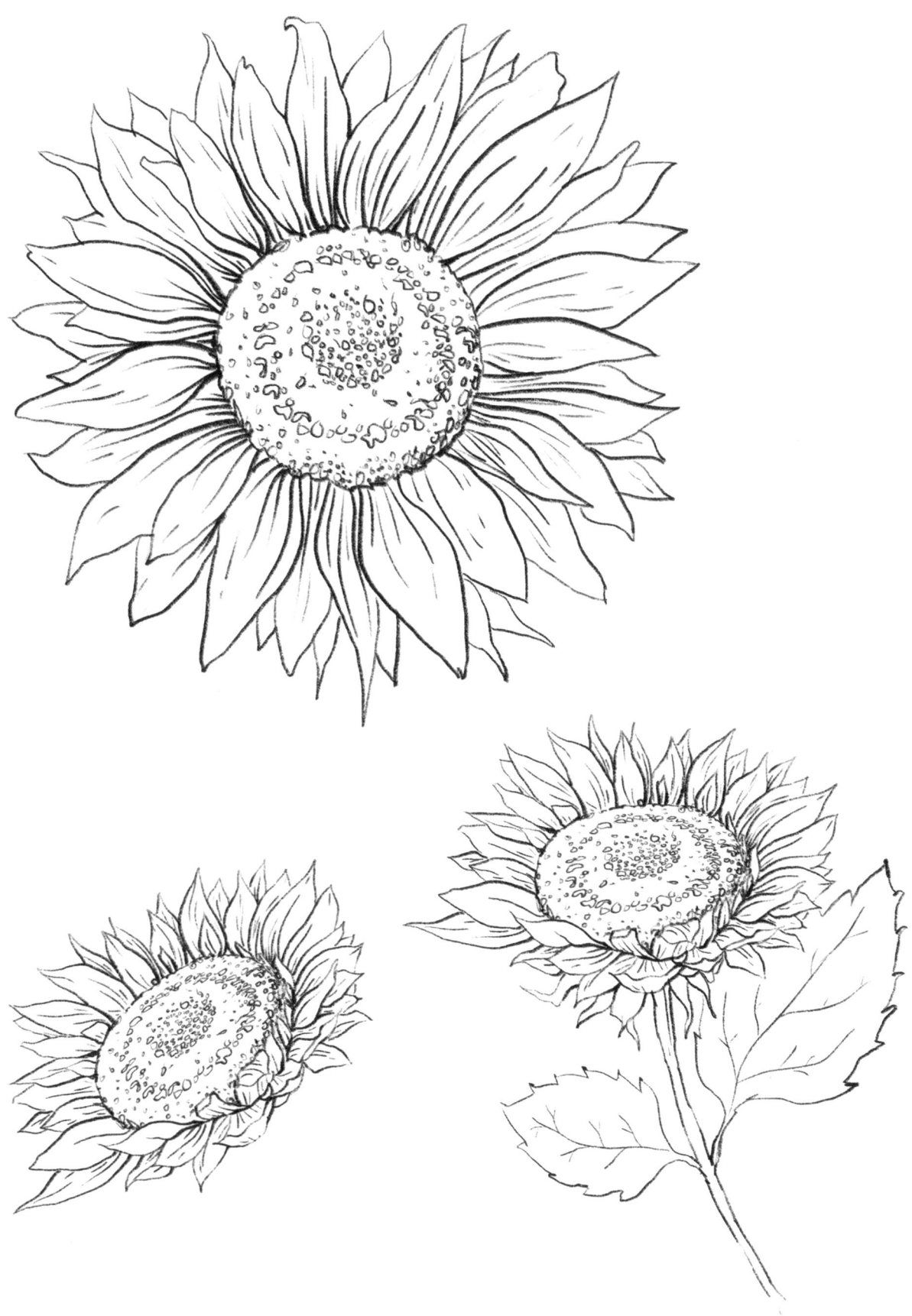

◆ 카네이션

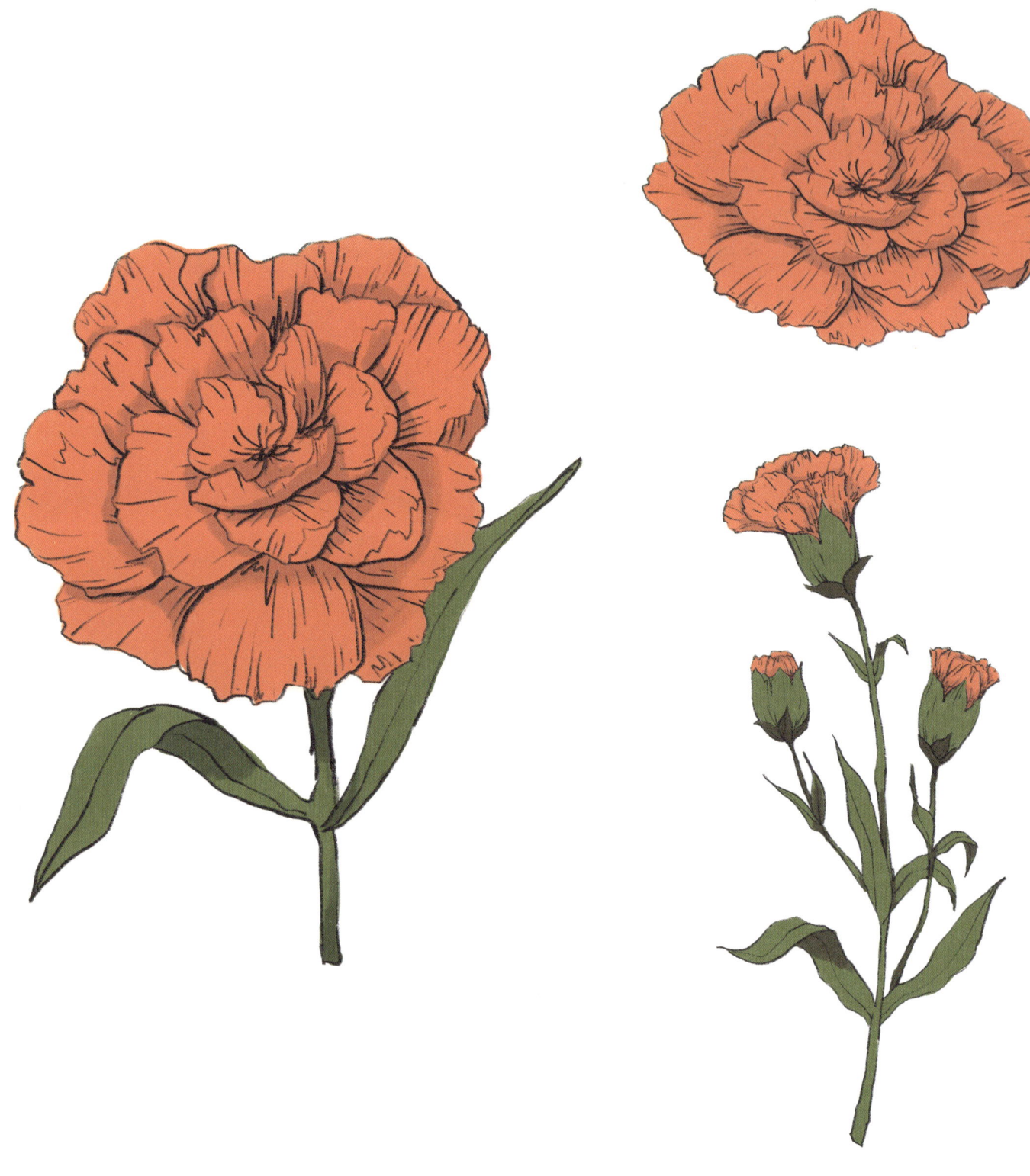

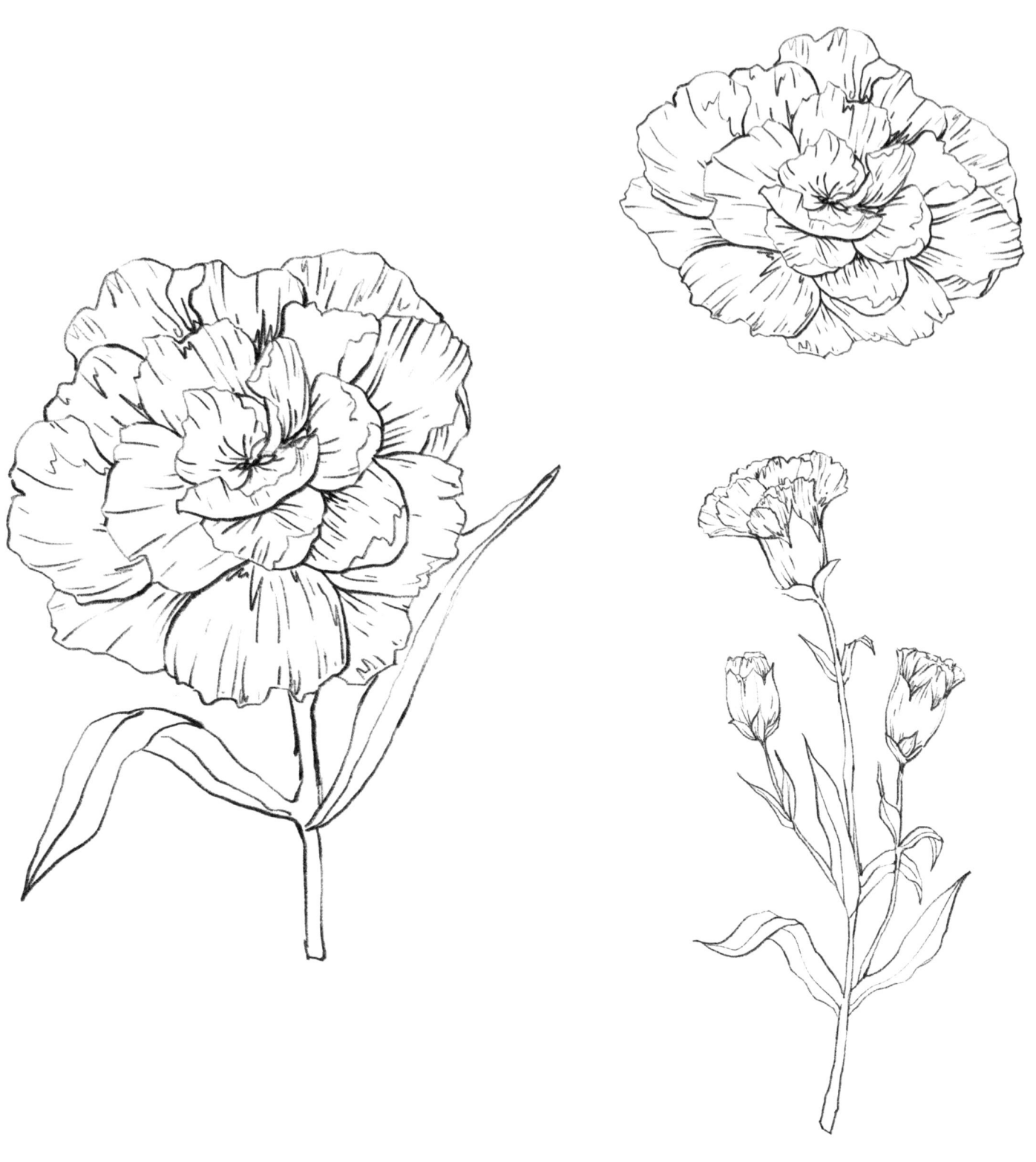

◆ 라일락

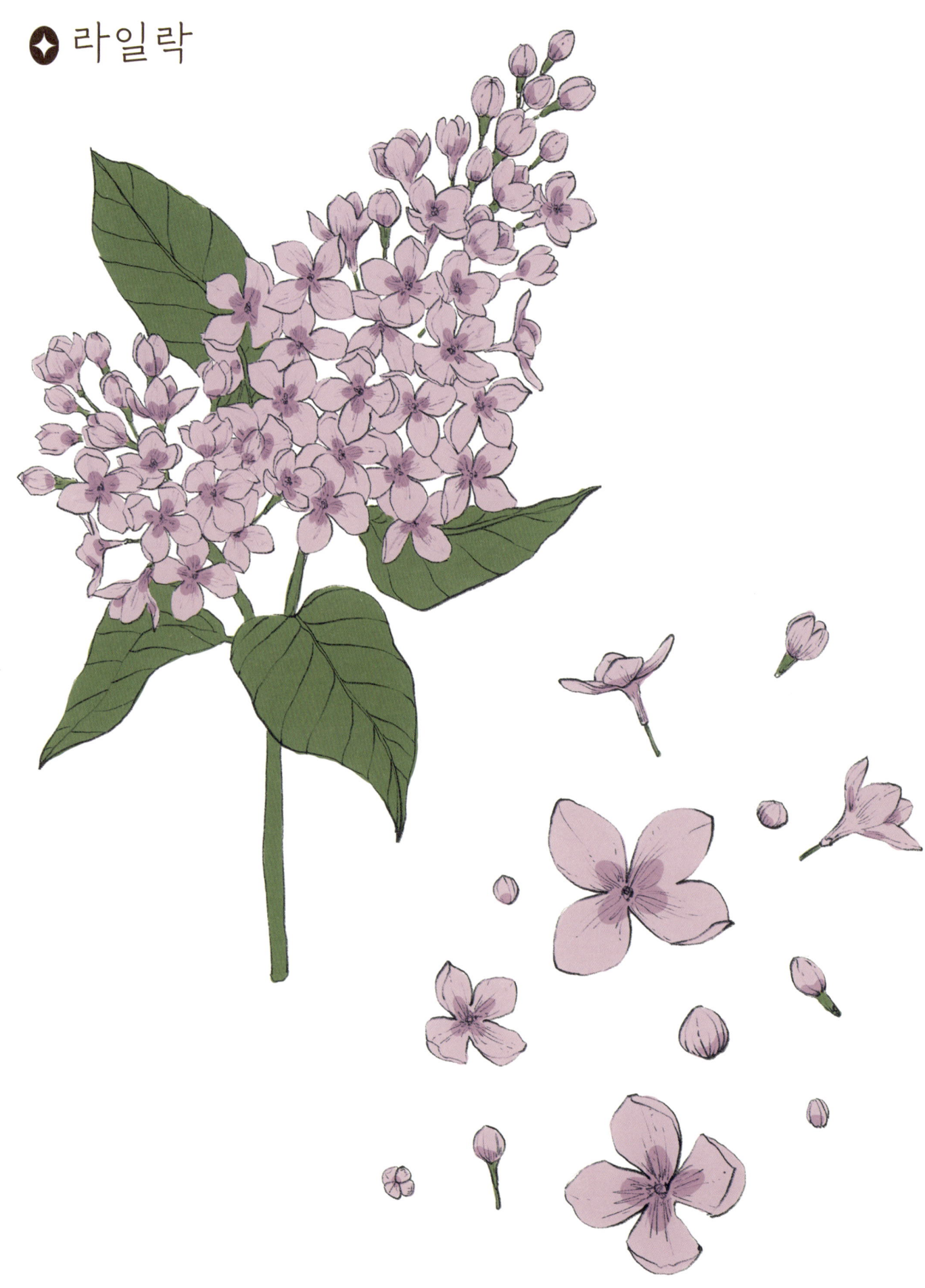

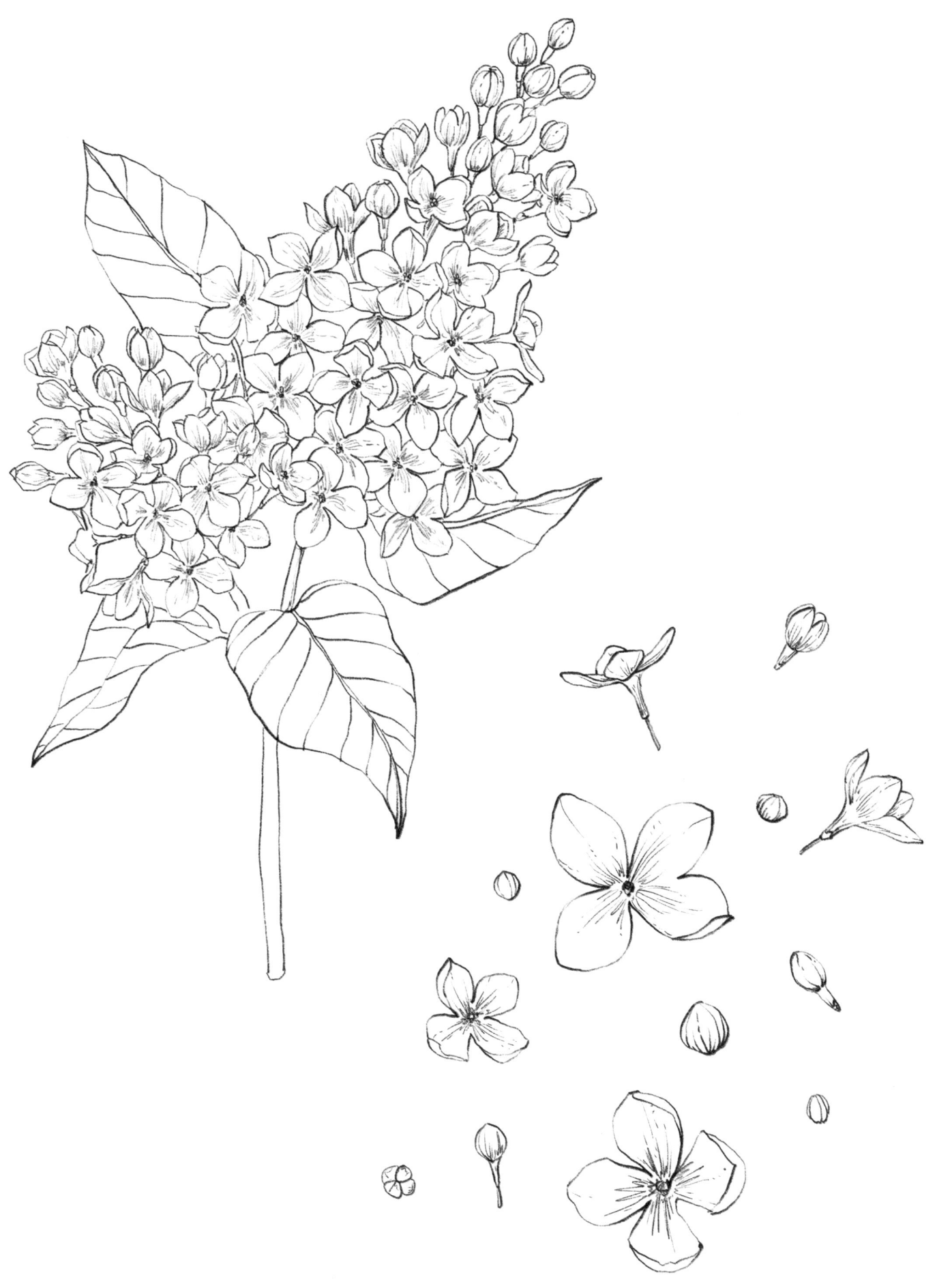

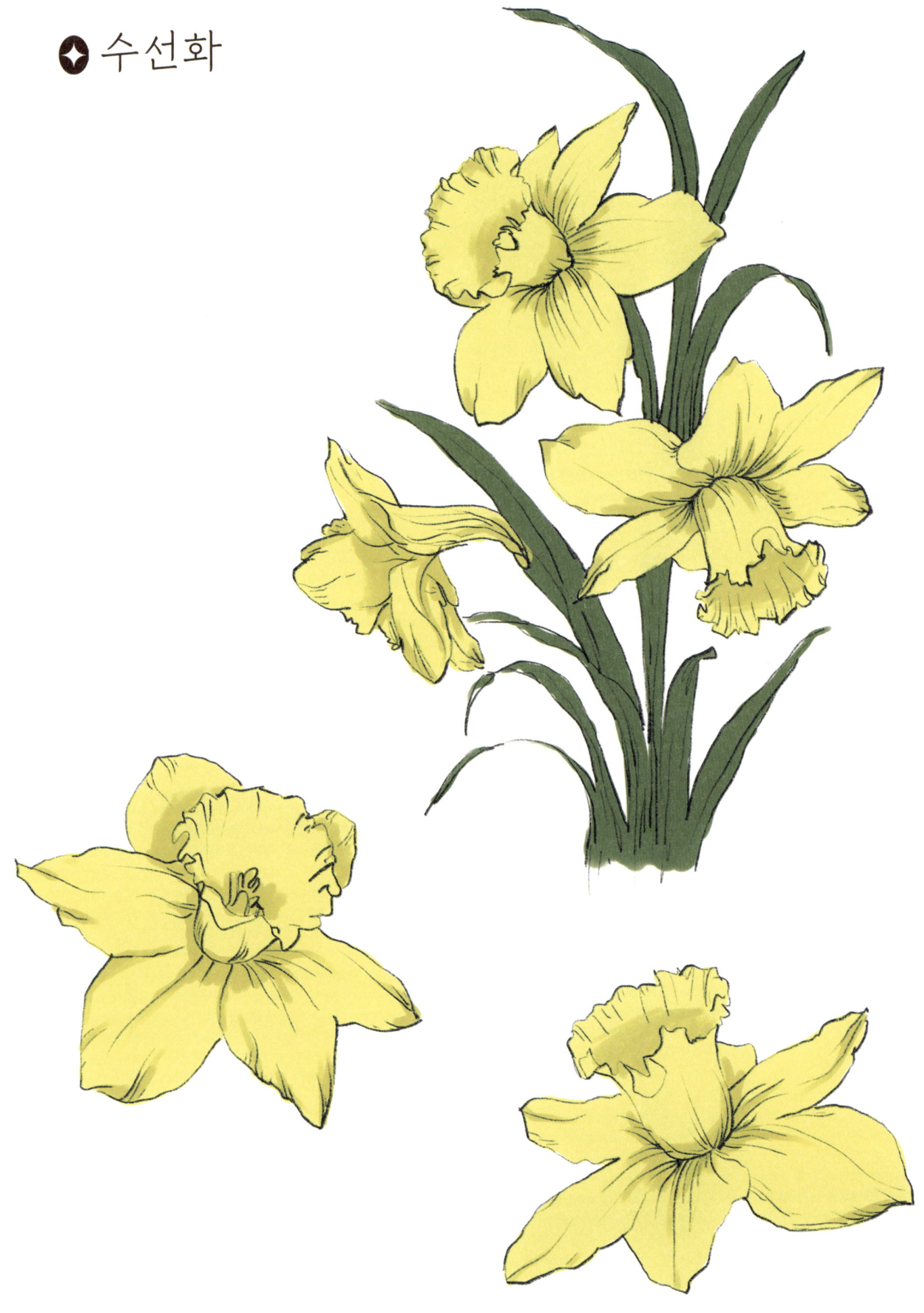

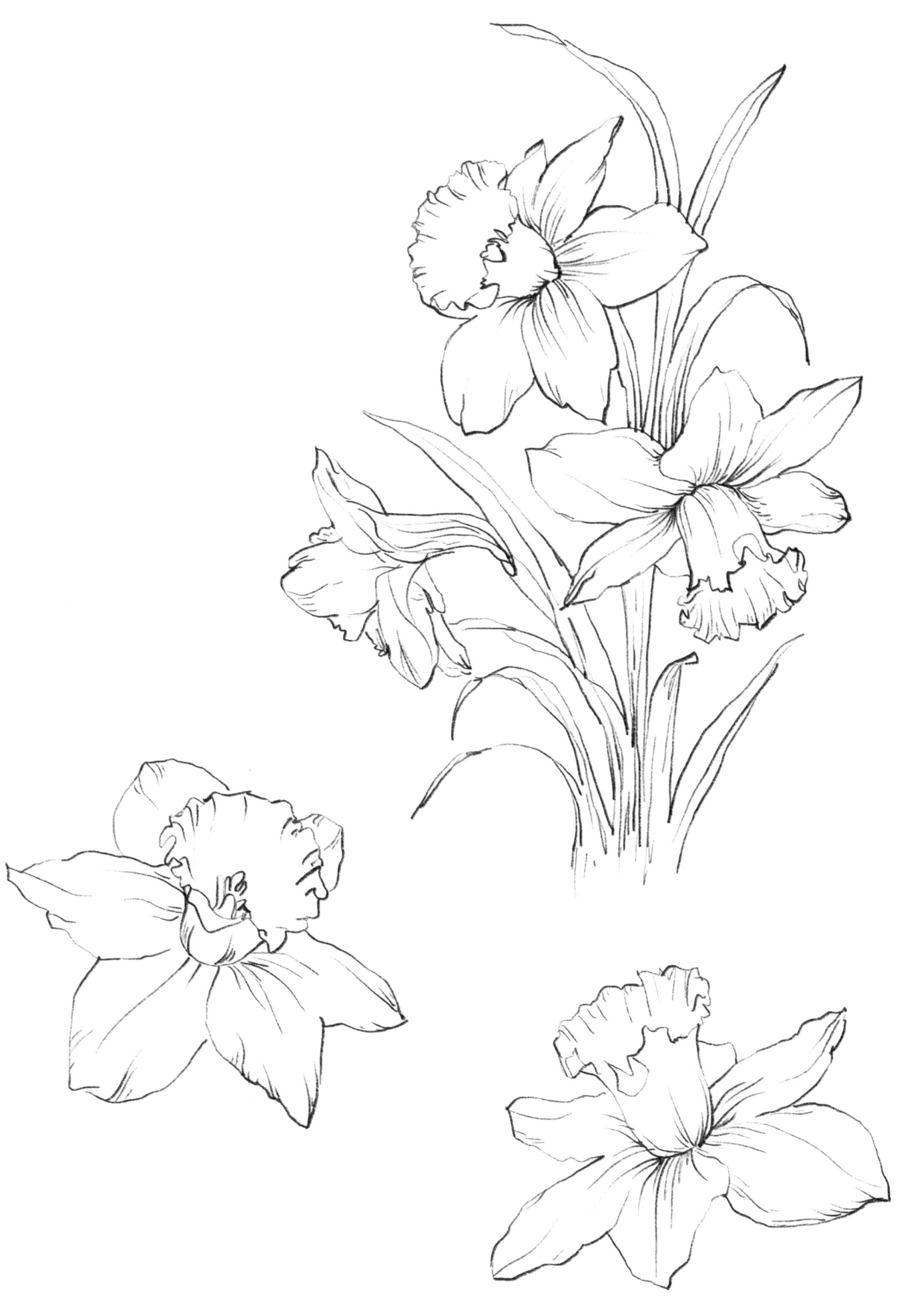

◆ 무궁화

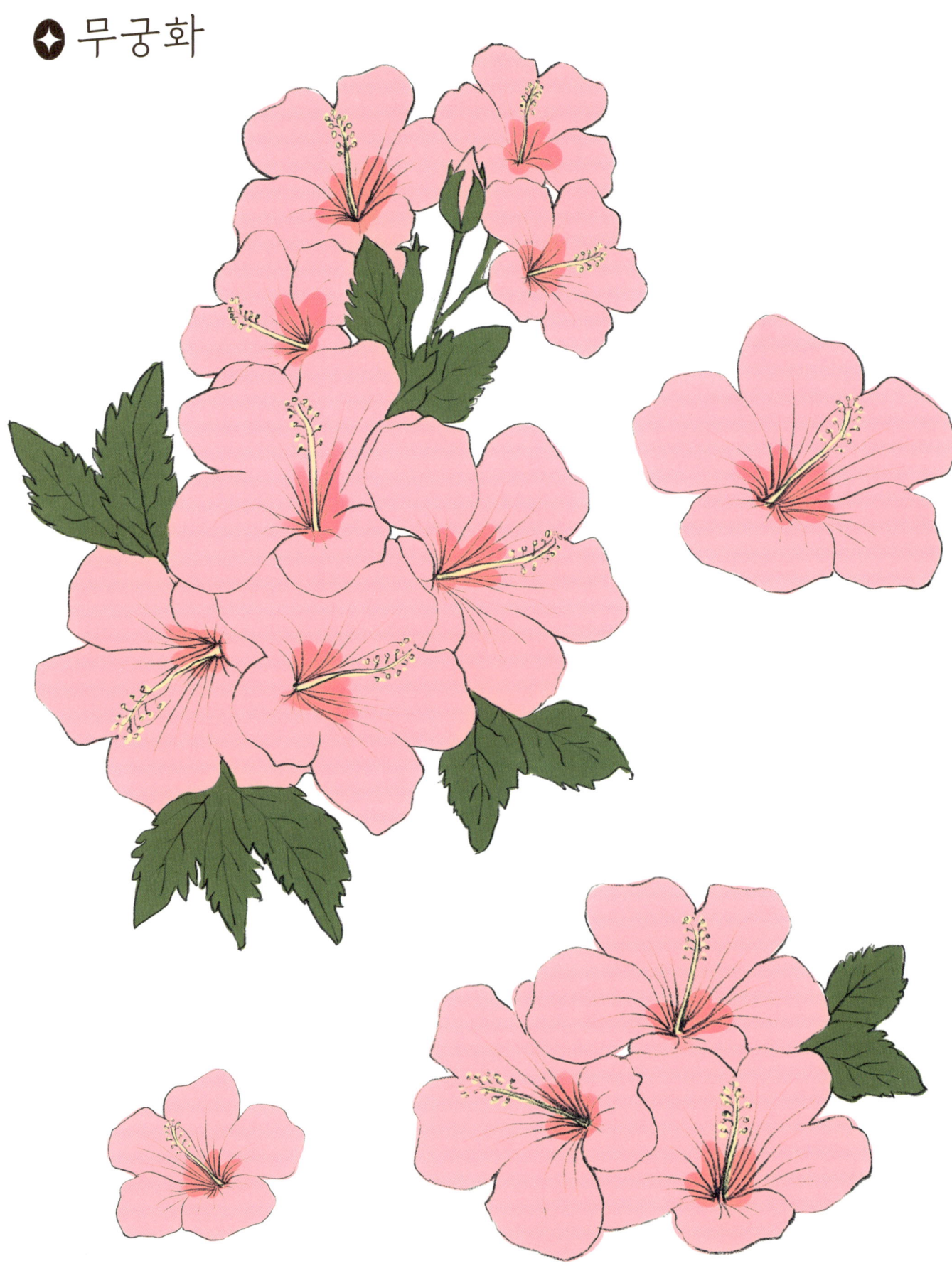

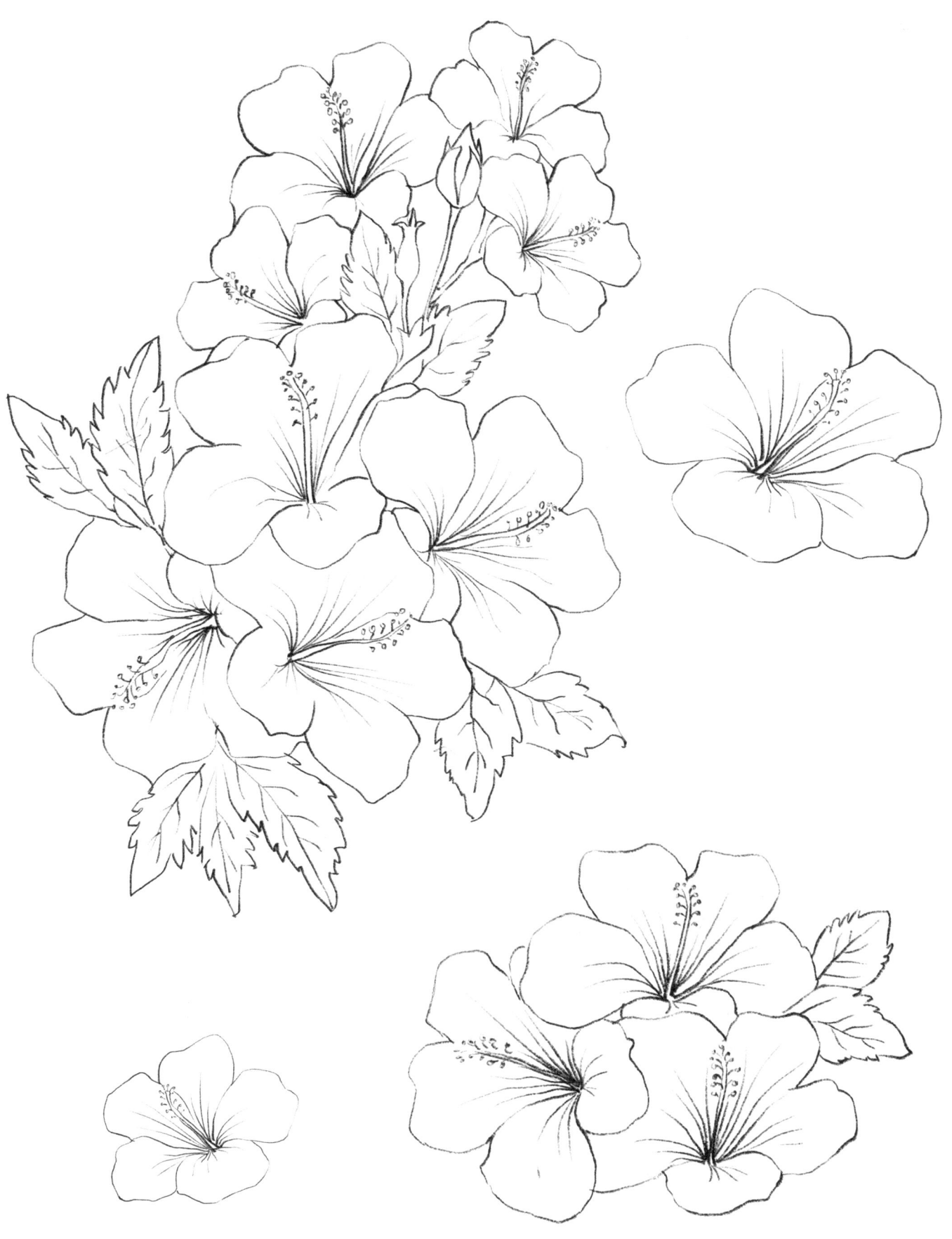

◆ 수련

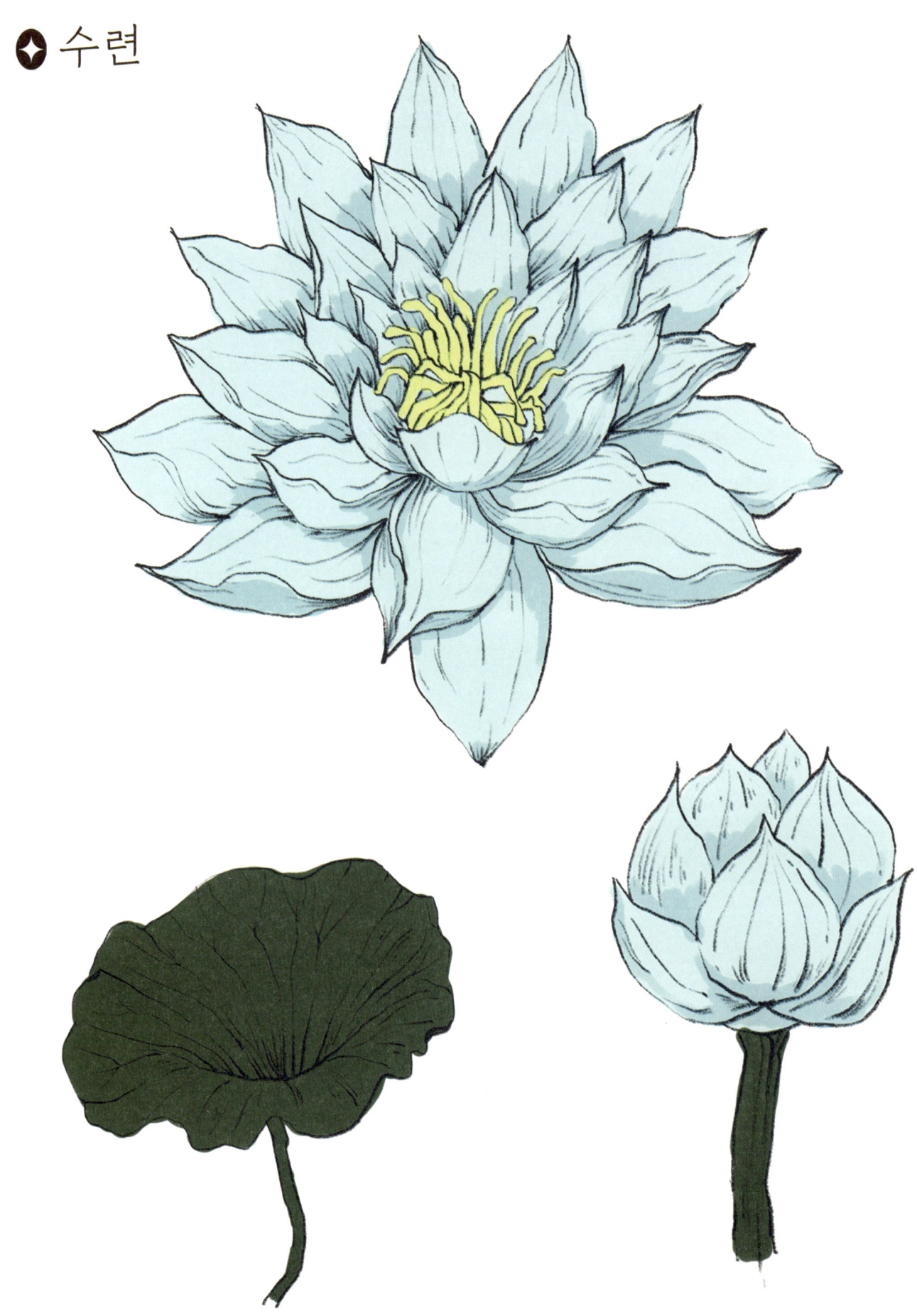

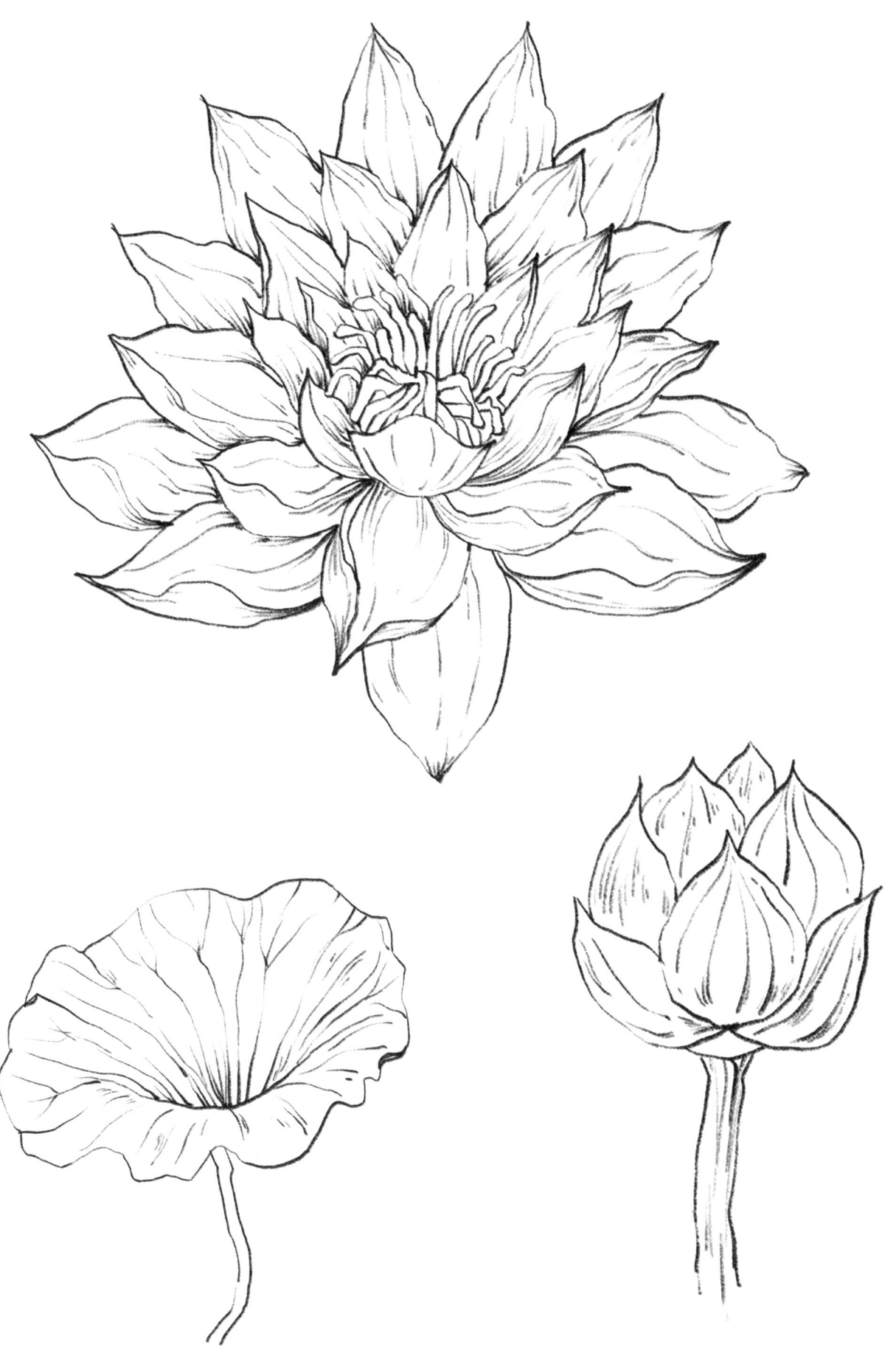

◆ 수국

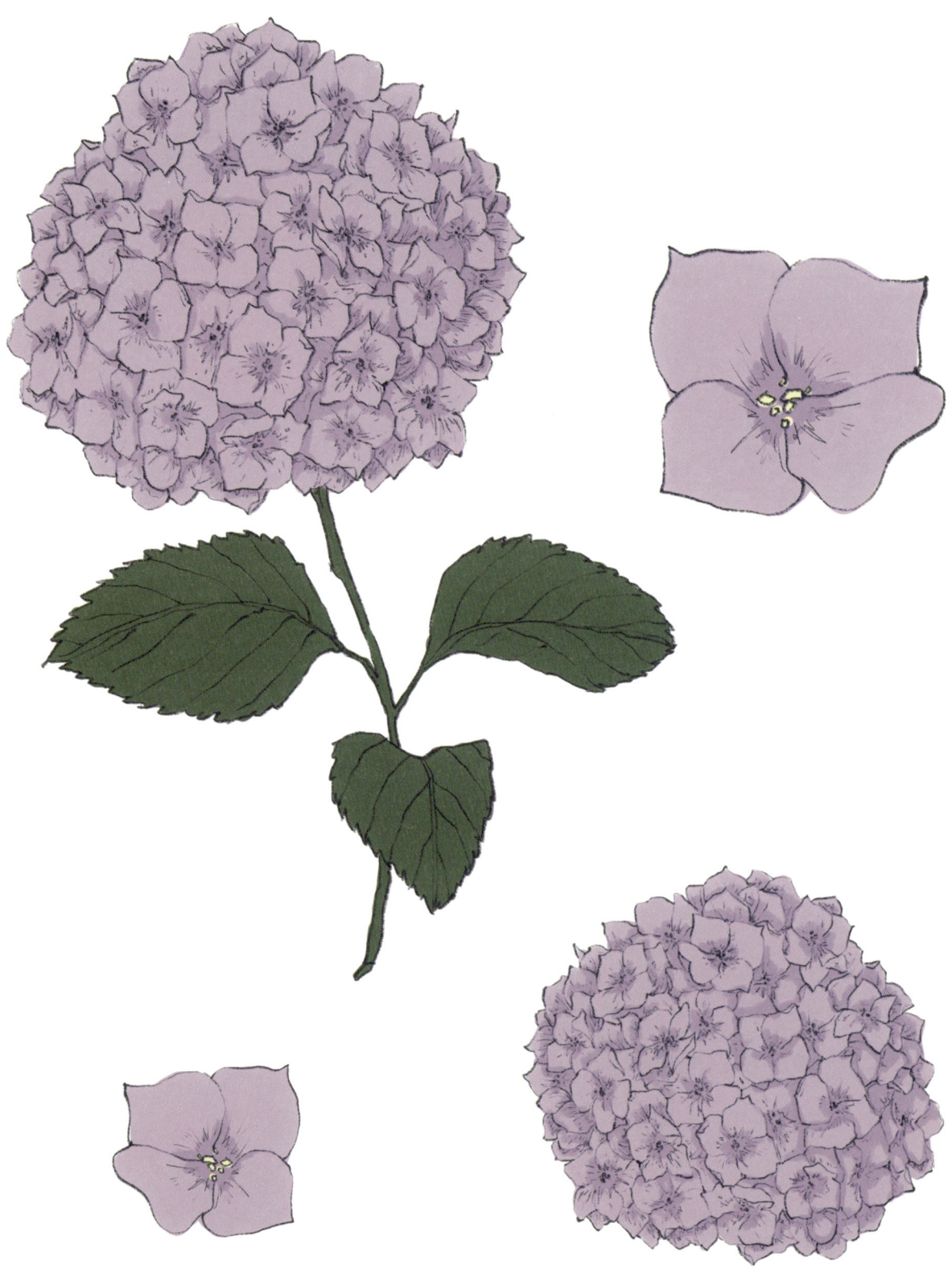

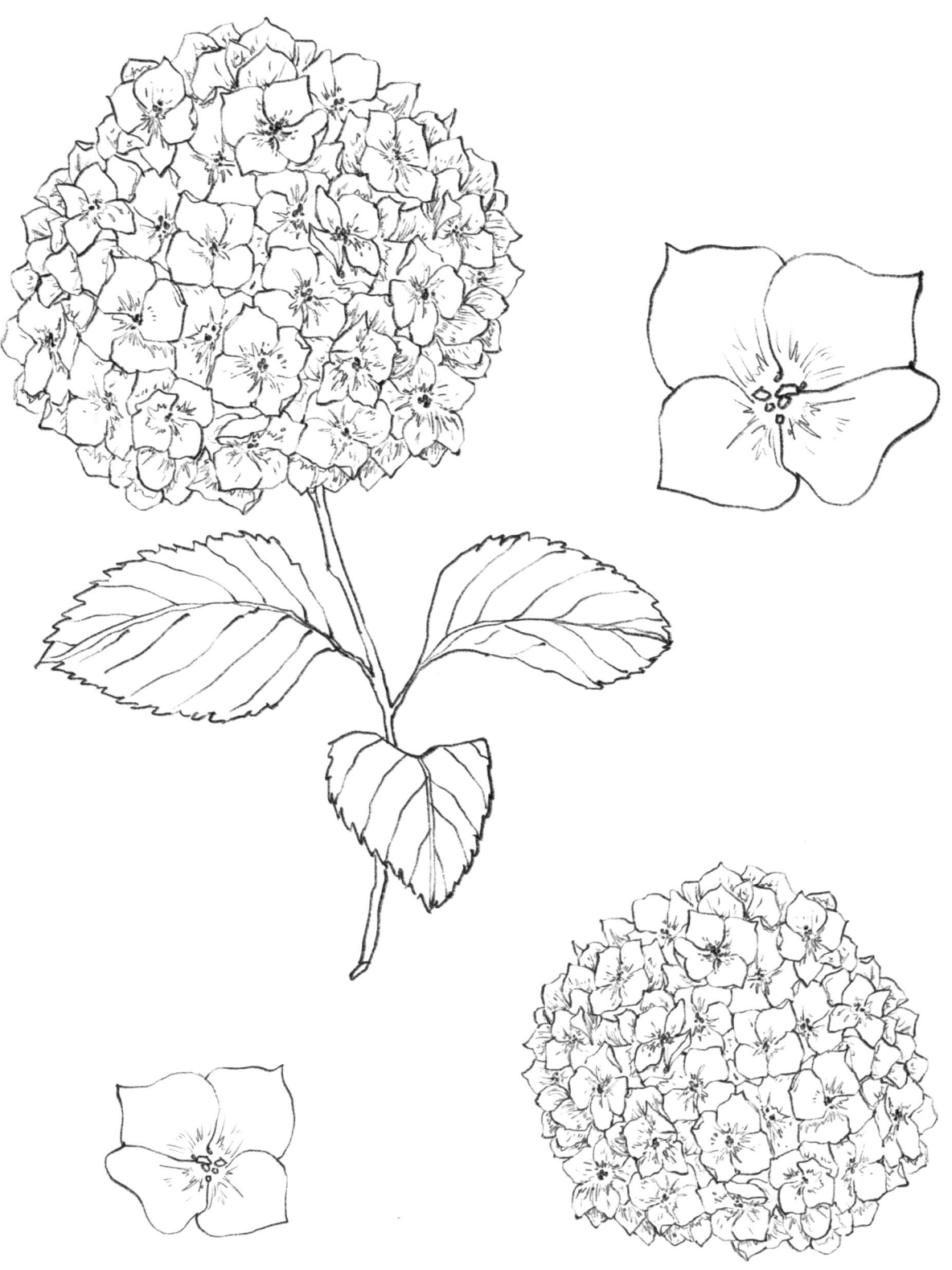

일러두기

왼쪽의 색칠된 그림은 하나의 예시이므로,
똑같이 그리지 않으셔도 됩니다.
원하는 색깔로 마음껏 색칠해보세요.

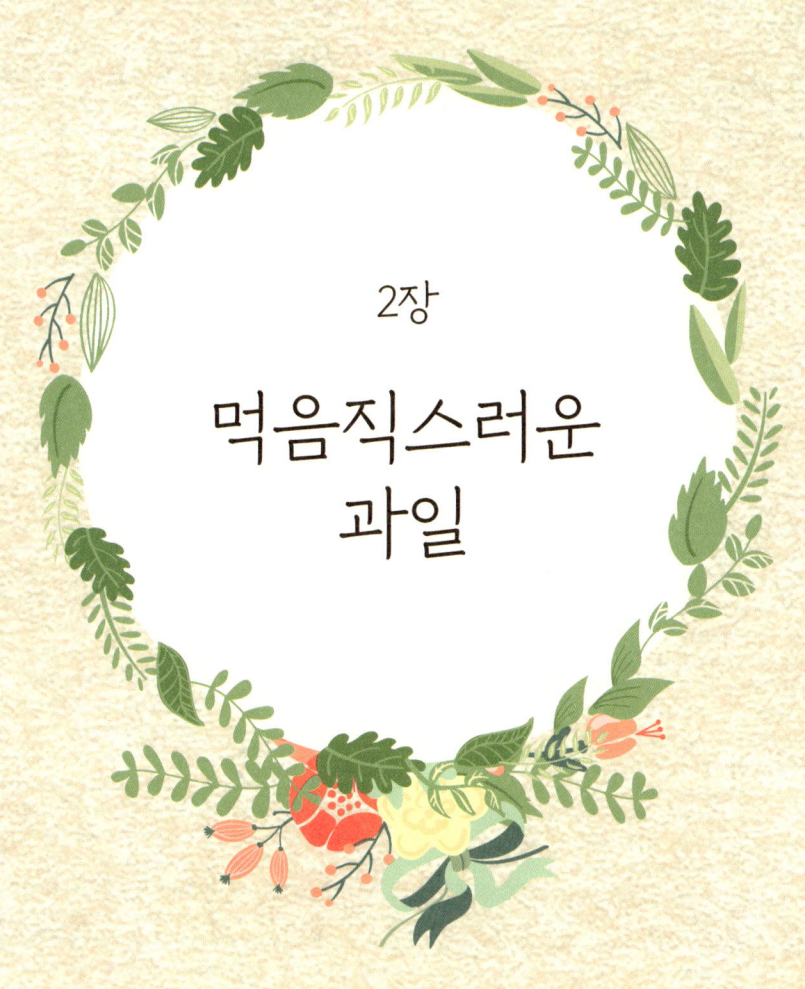

2장

먹음직스러운 과일

◆ 사과

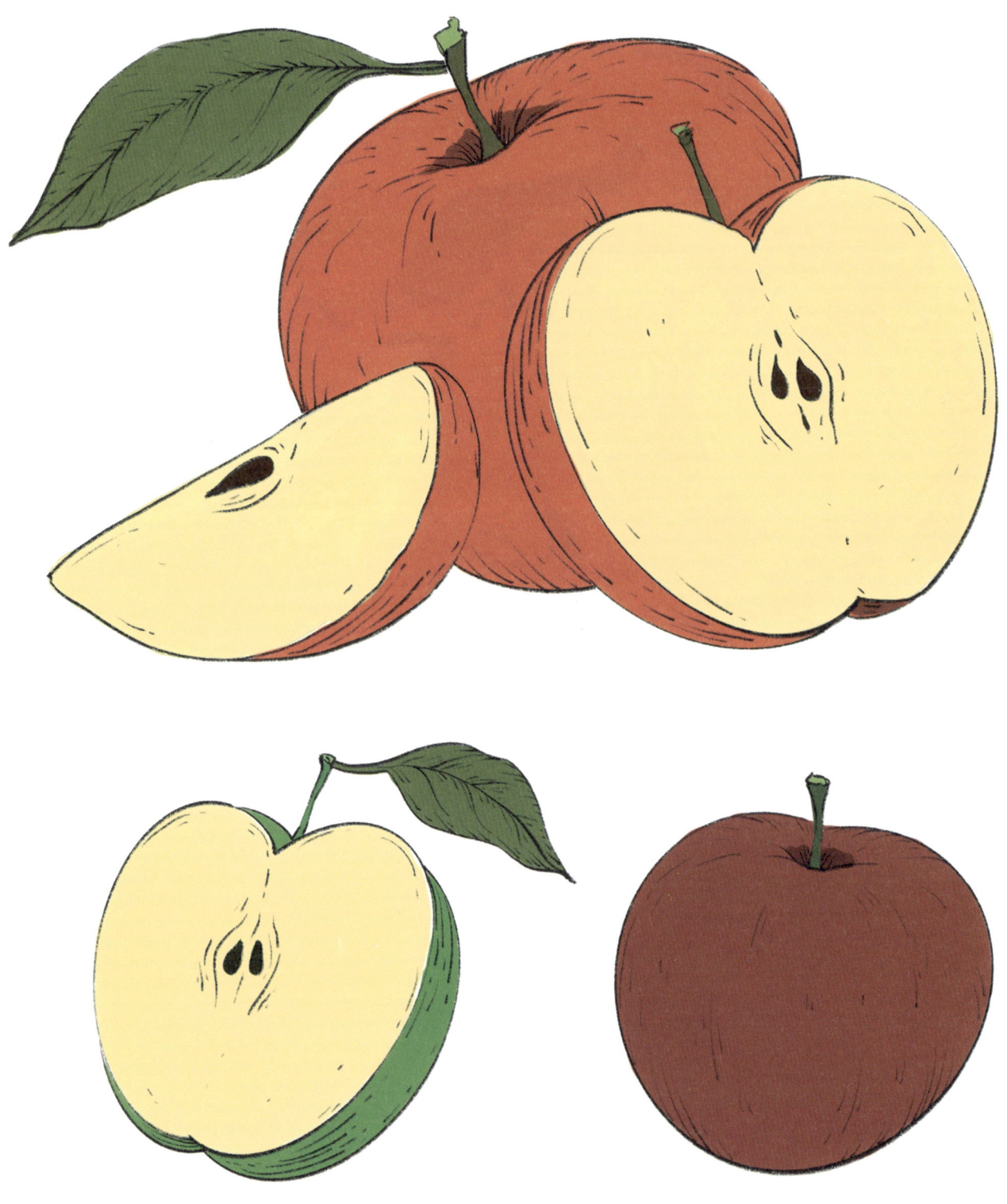

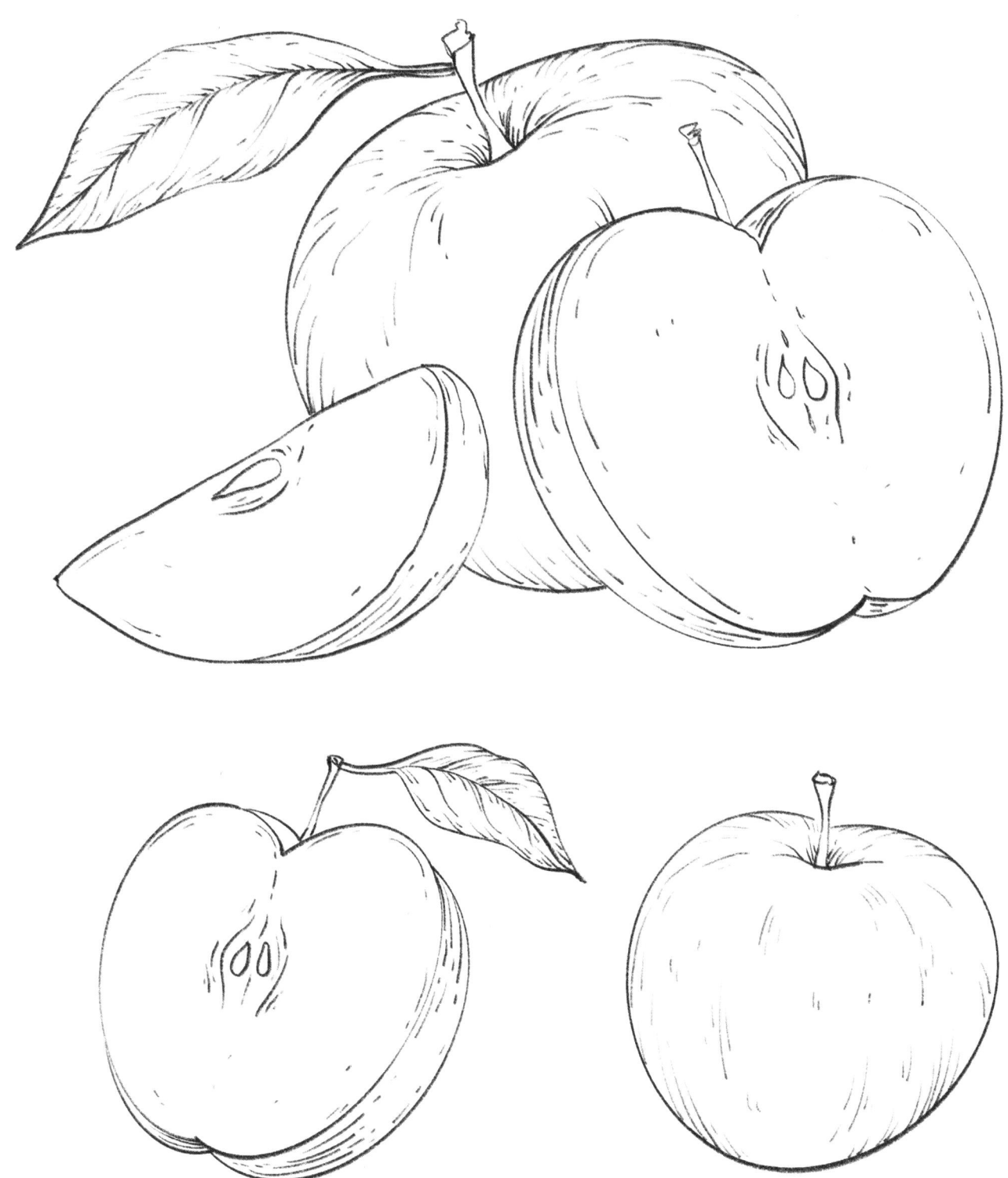

◆ 오렌지

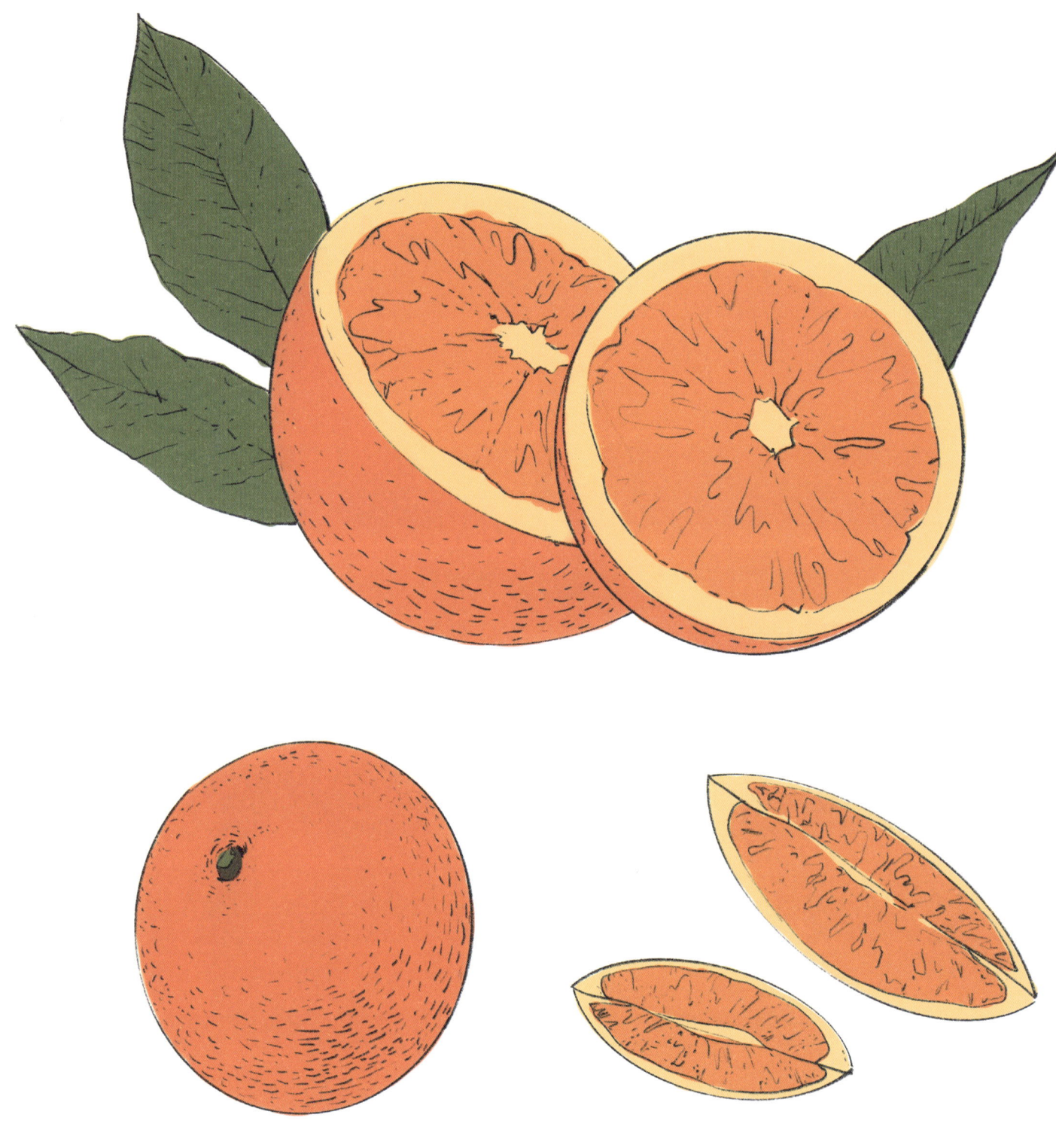

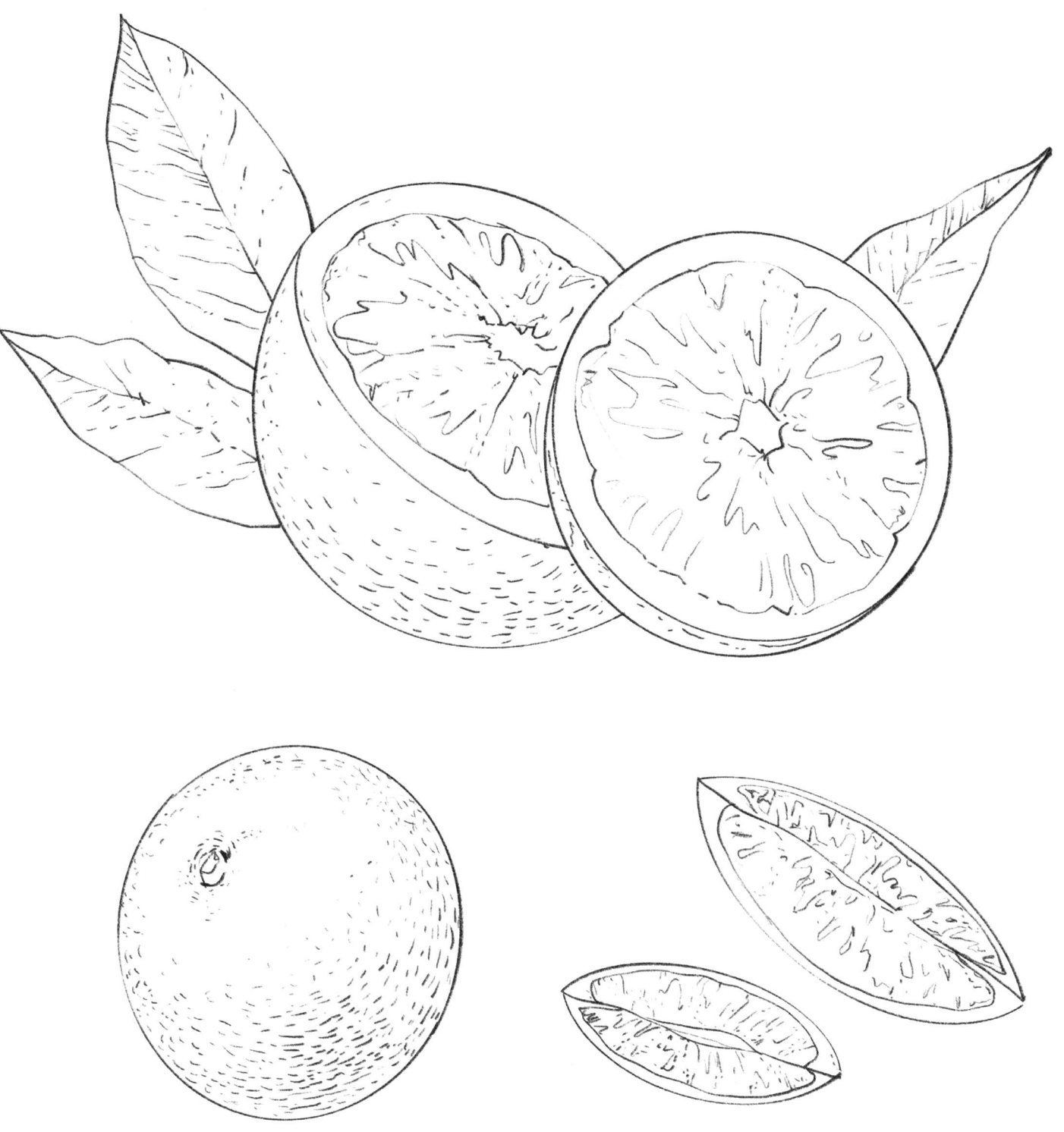

◆ 포도

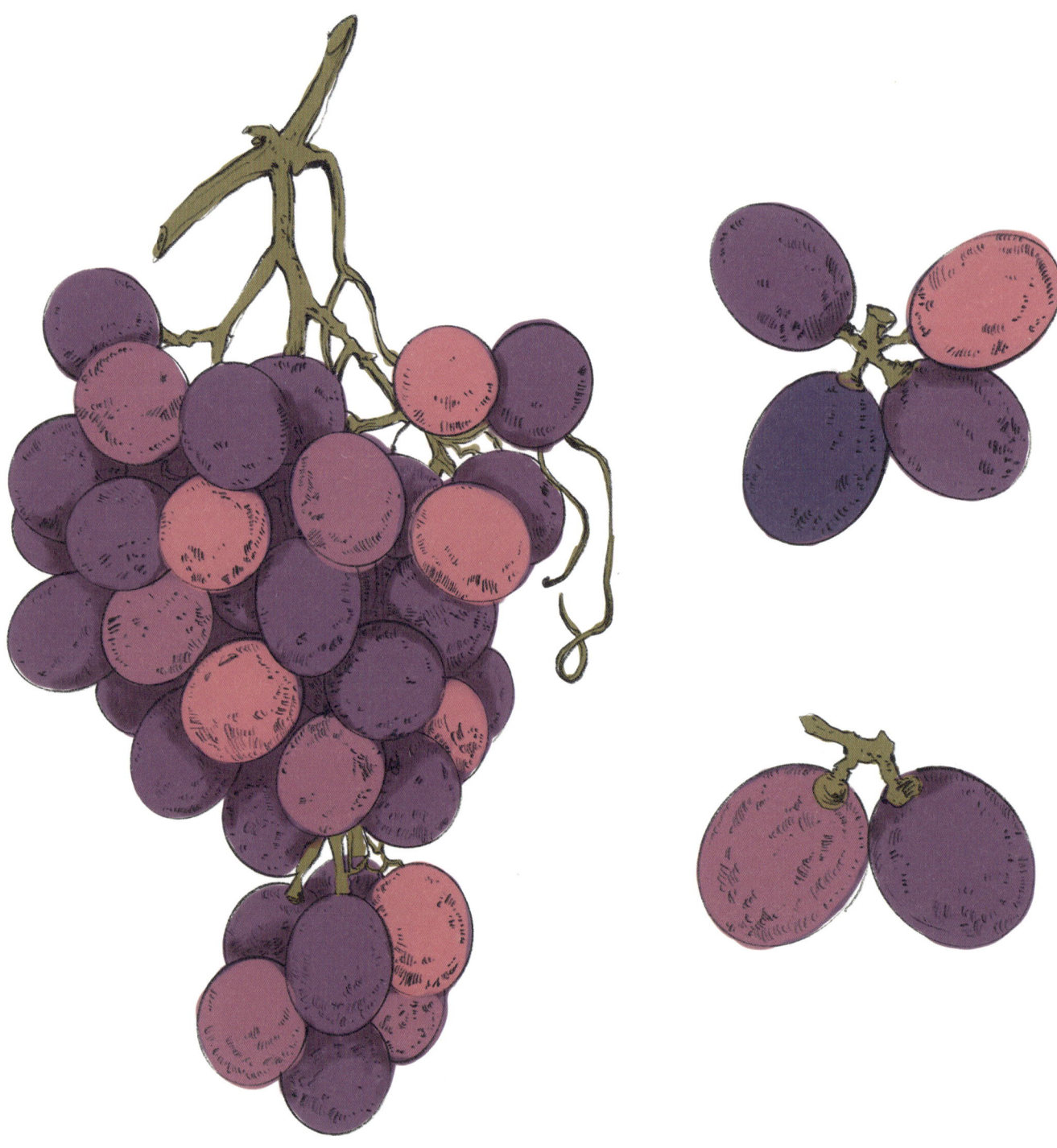

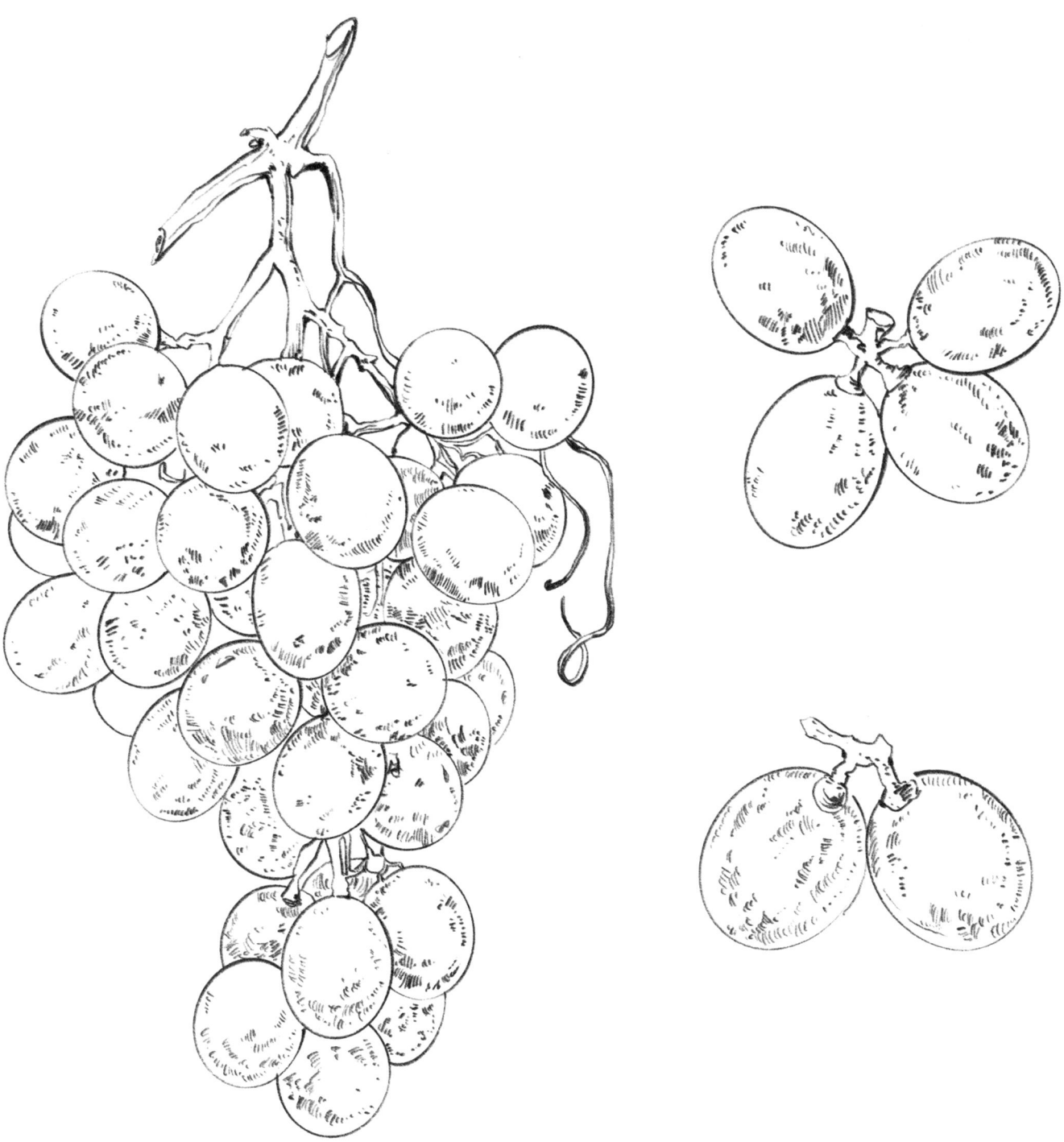

◆ 바나나

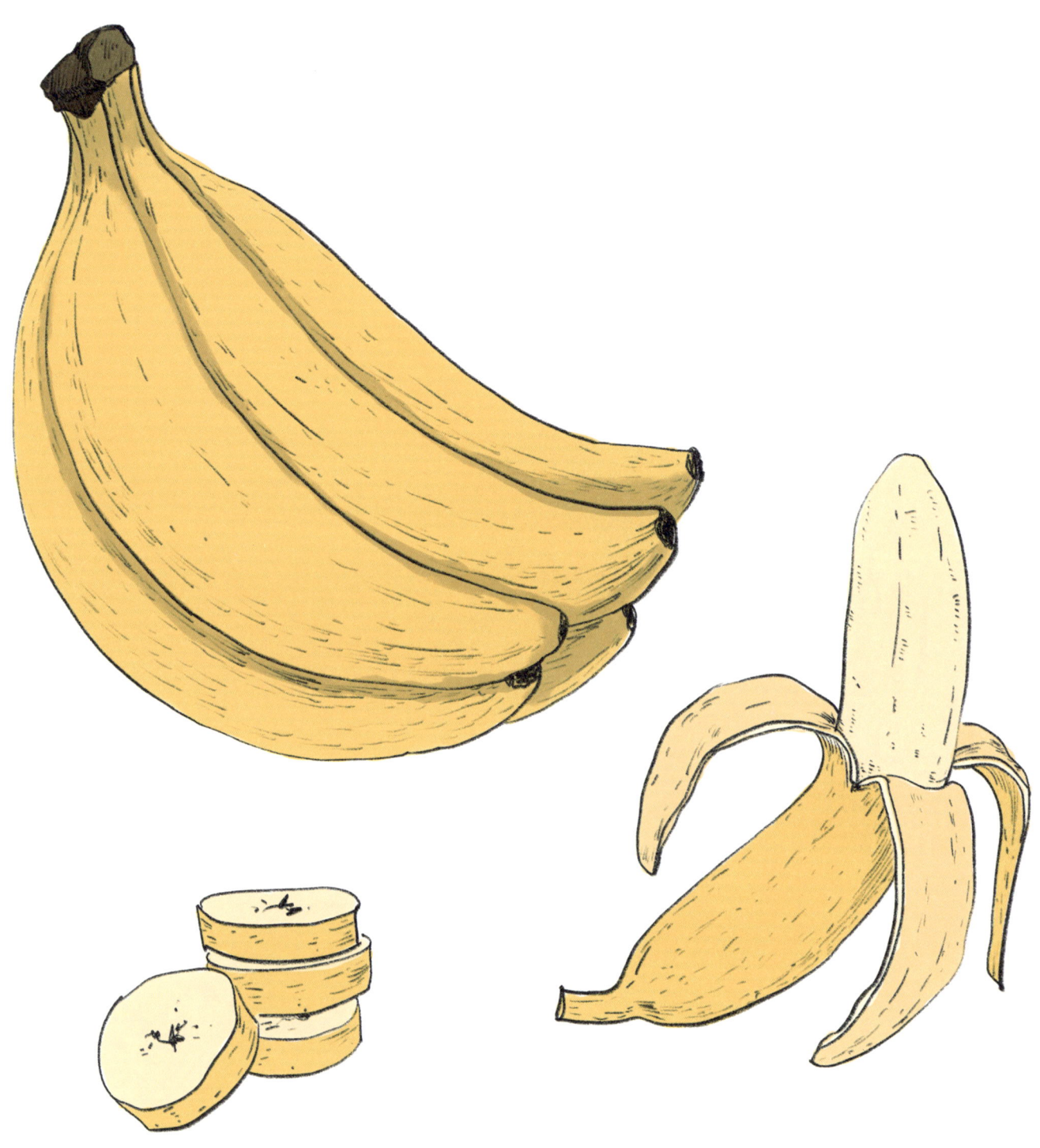

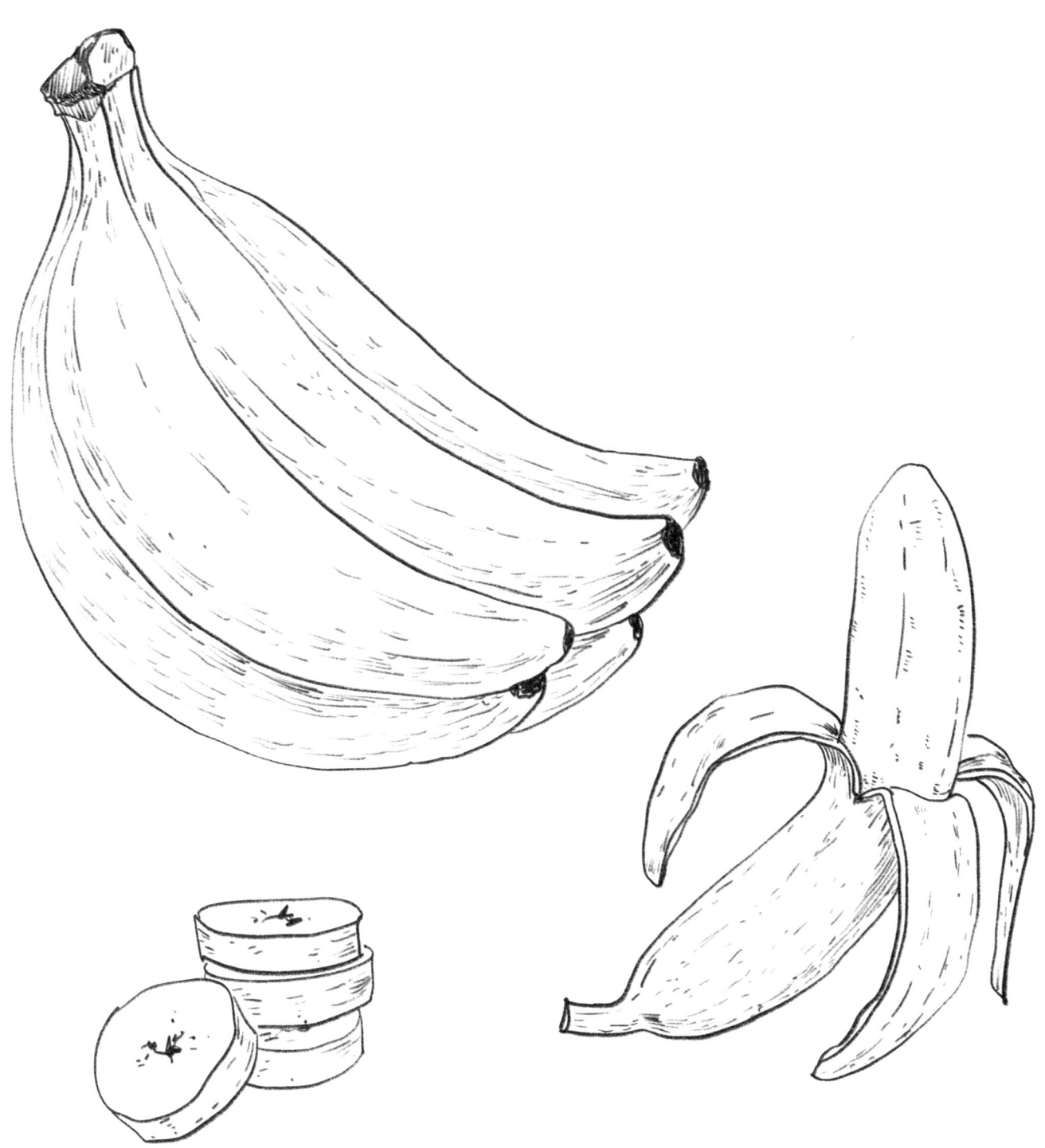

◆ 딸기

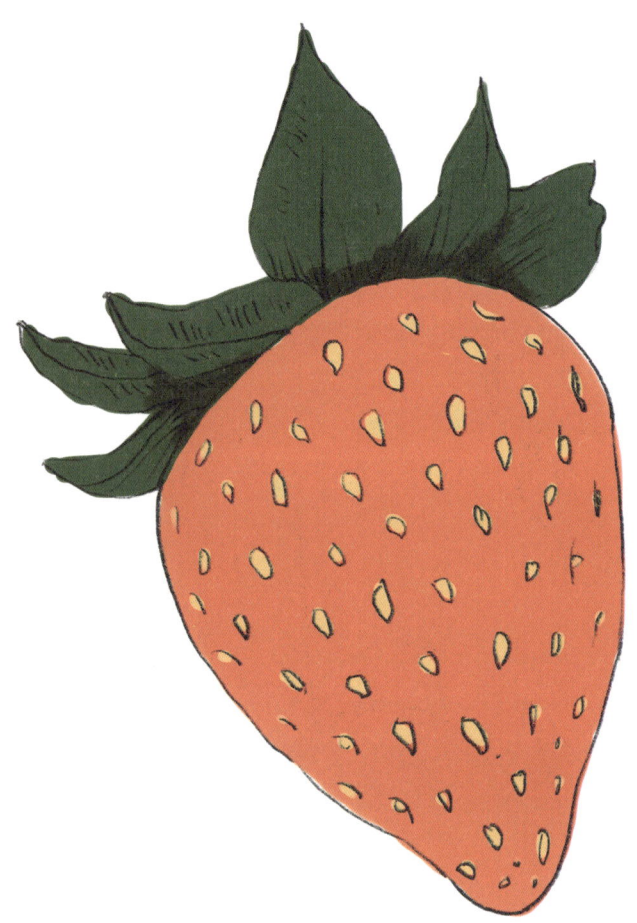
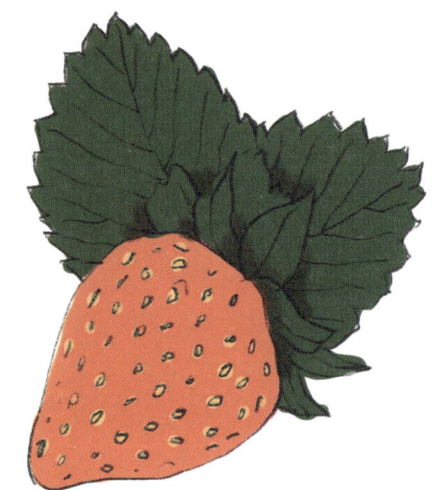
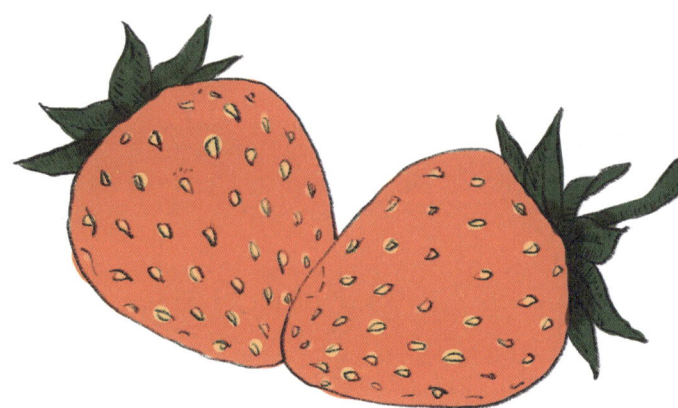

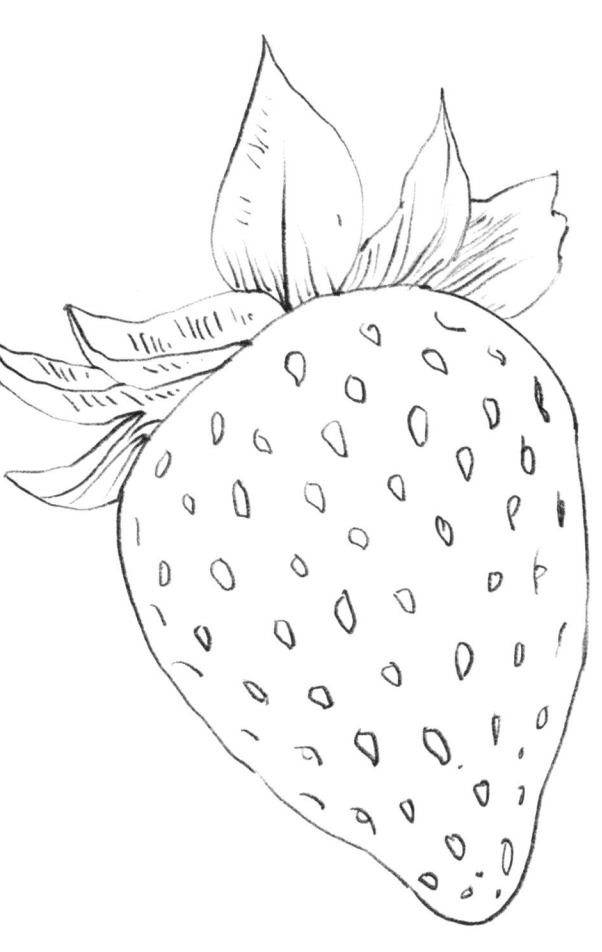
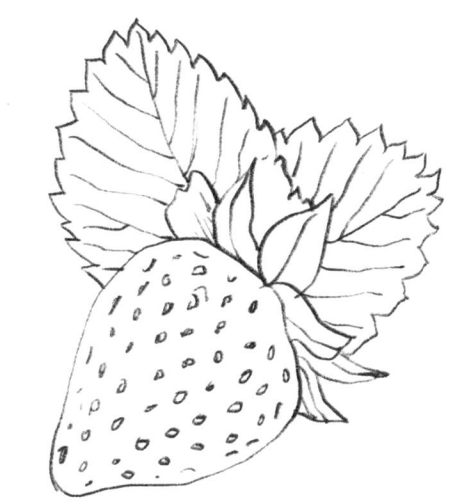
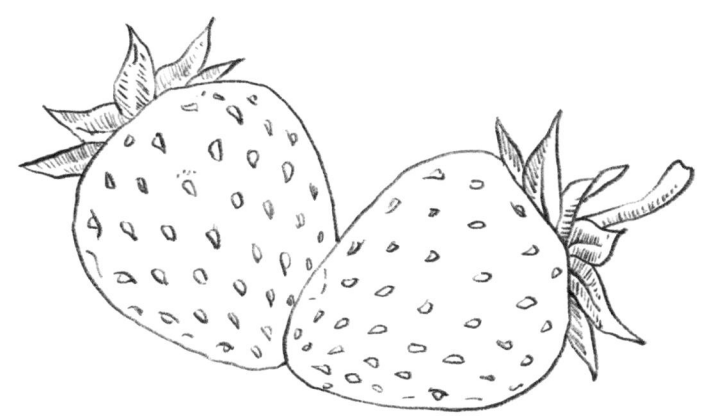

◆ 망고

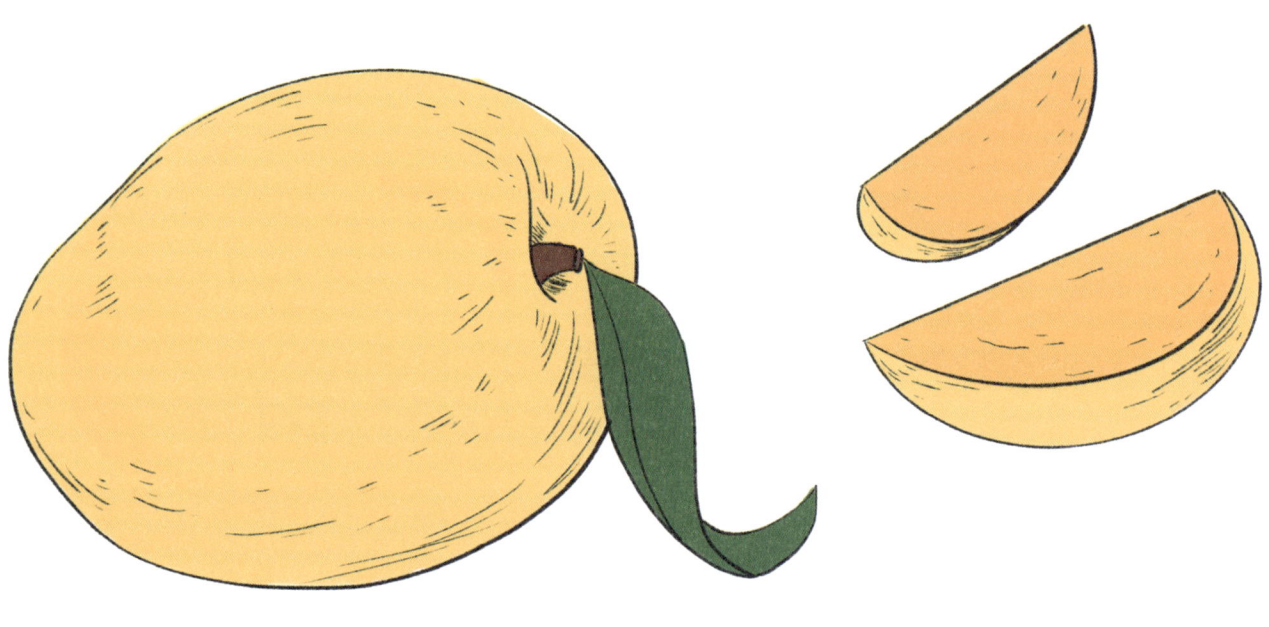
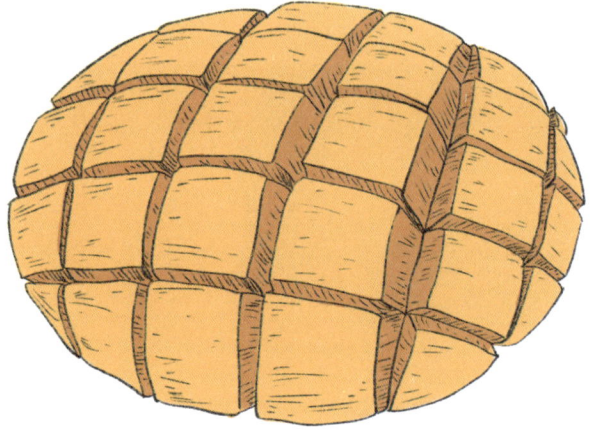

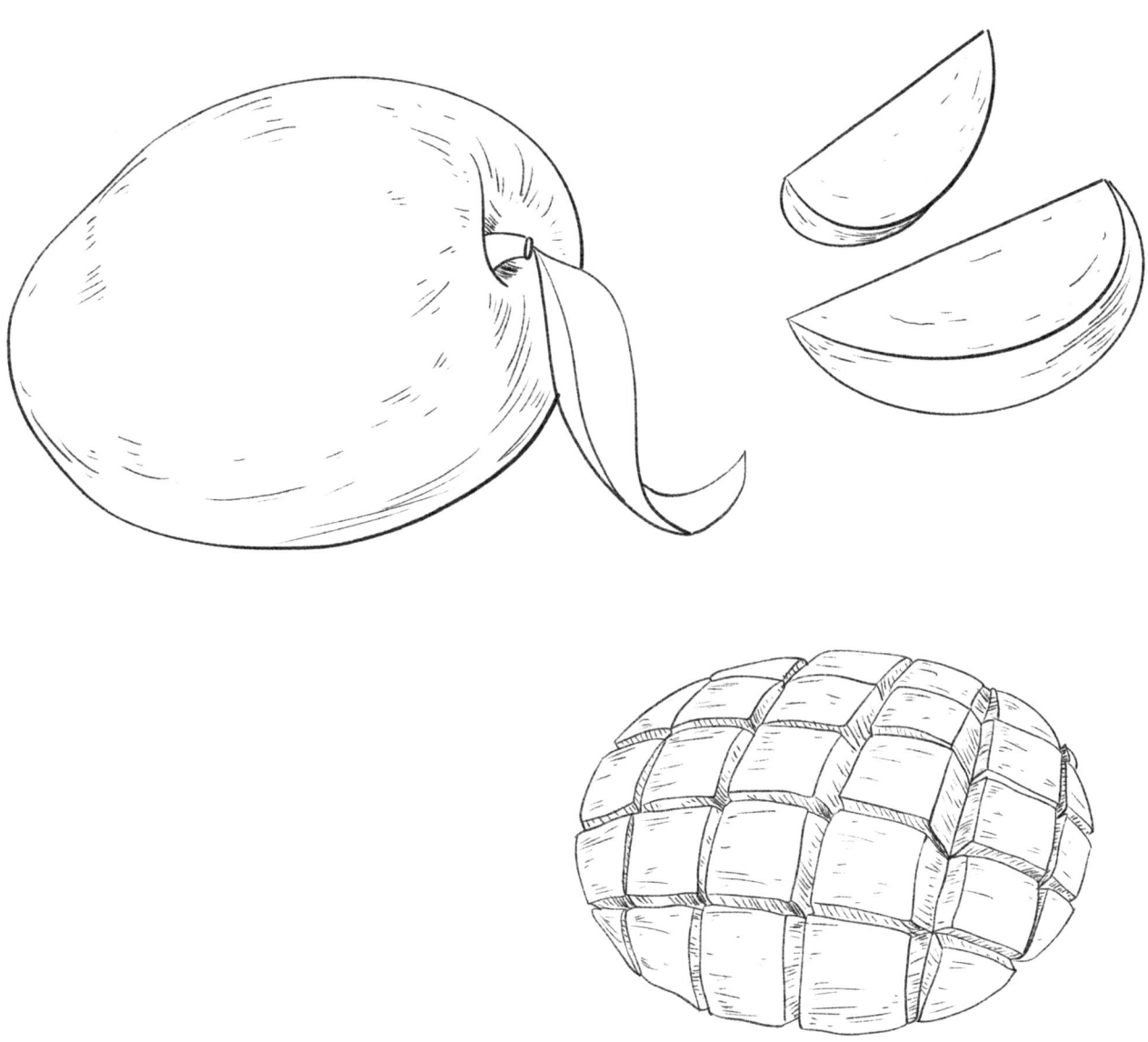

◆ 복숭아

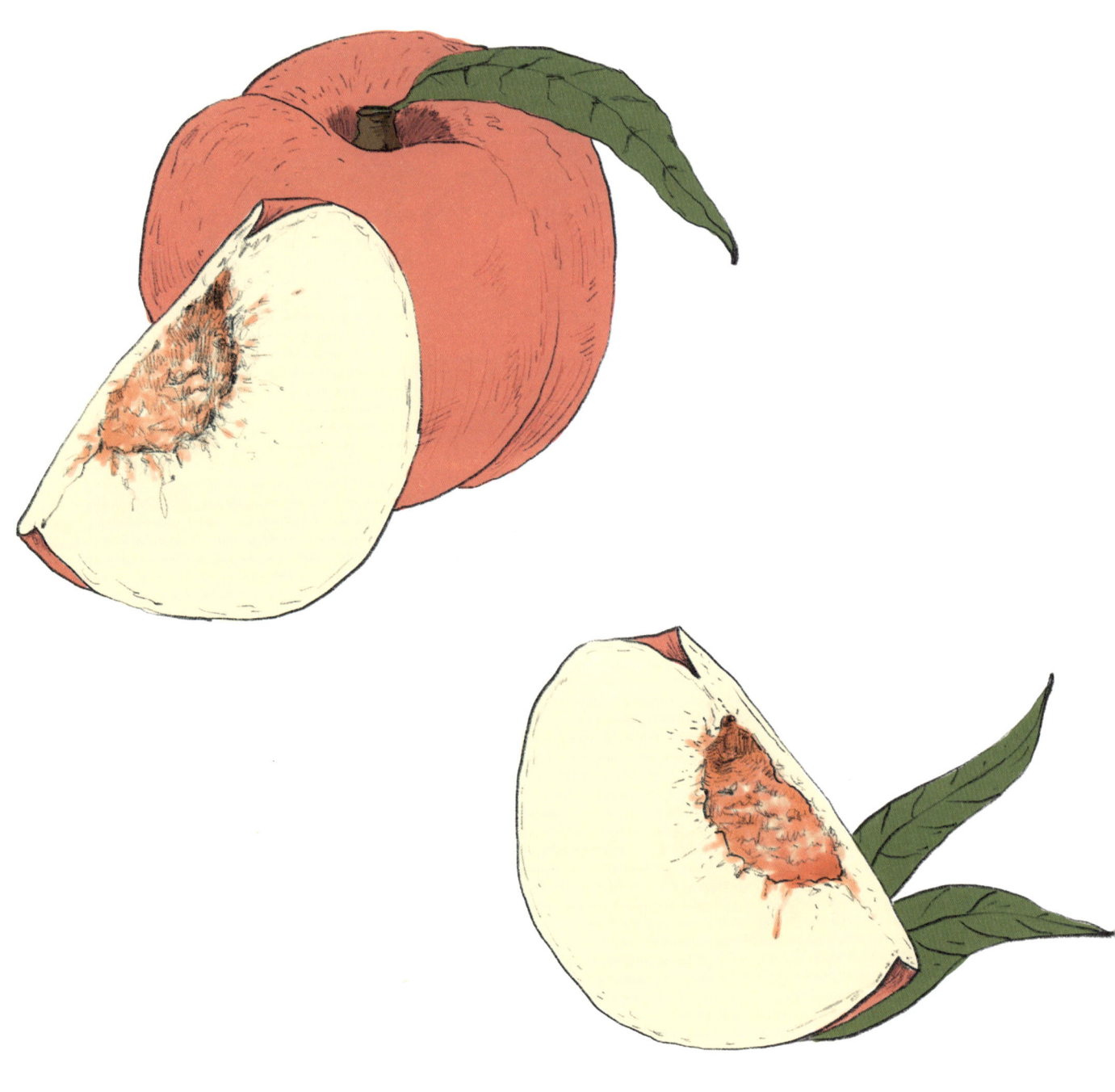

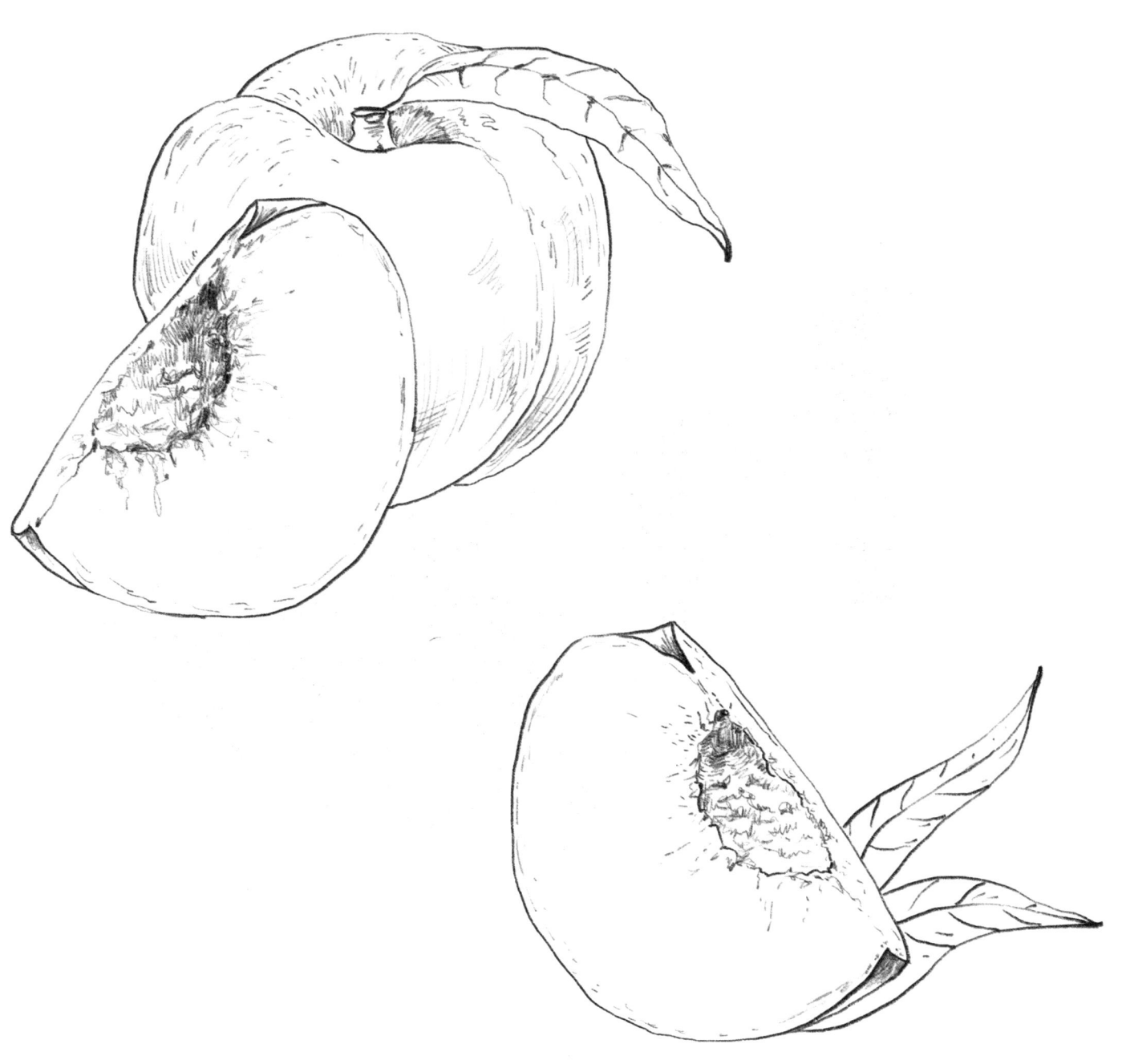

◆ 수박

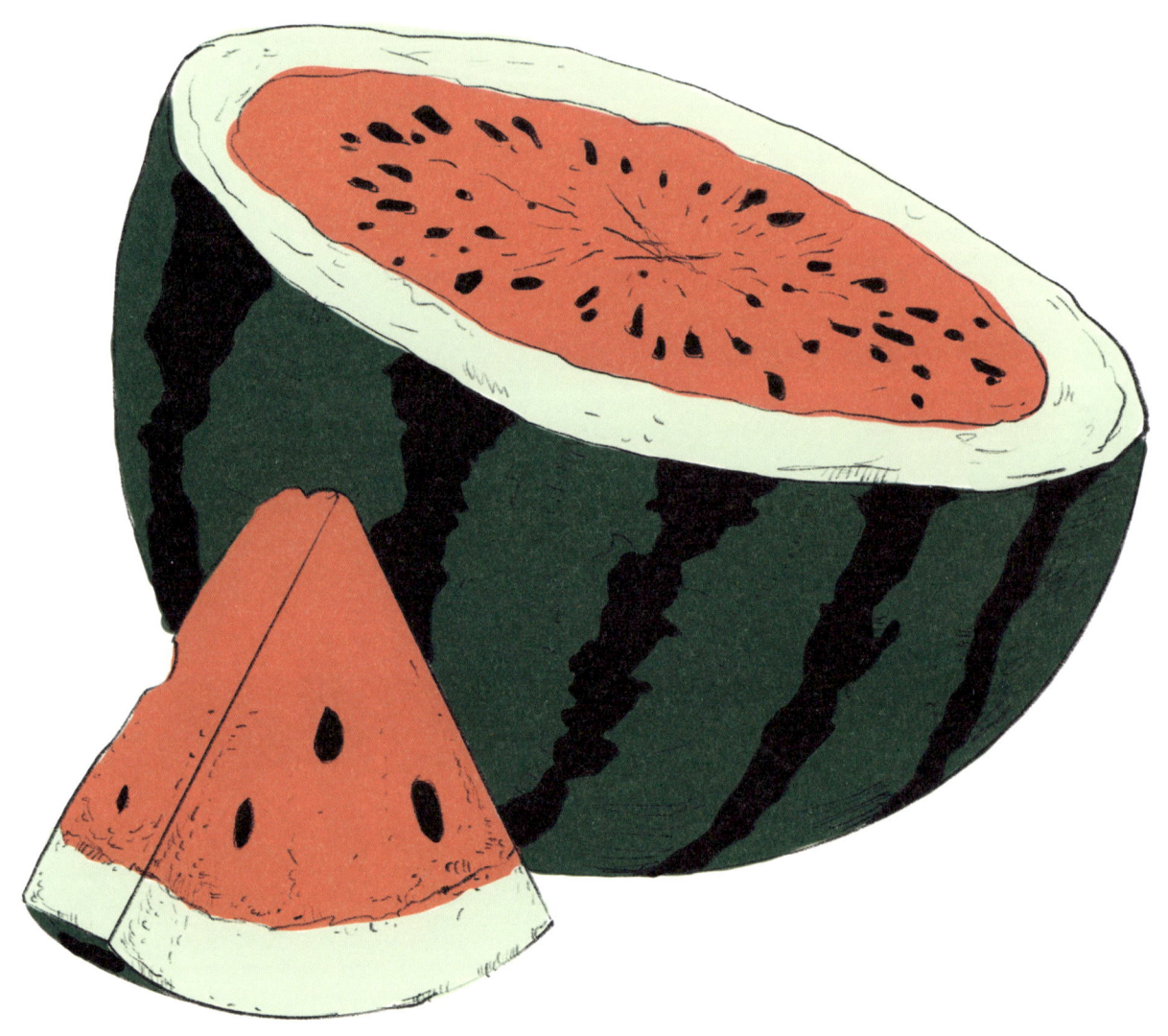

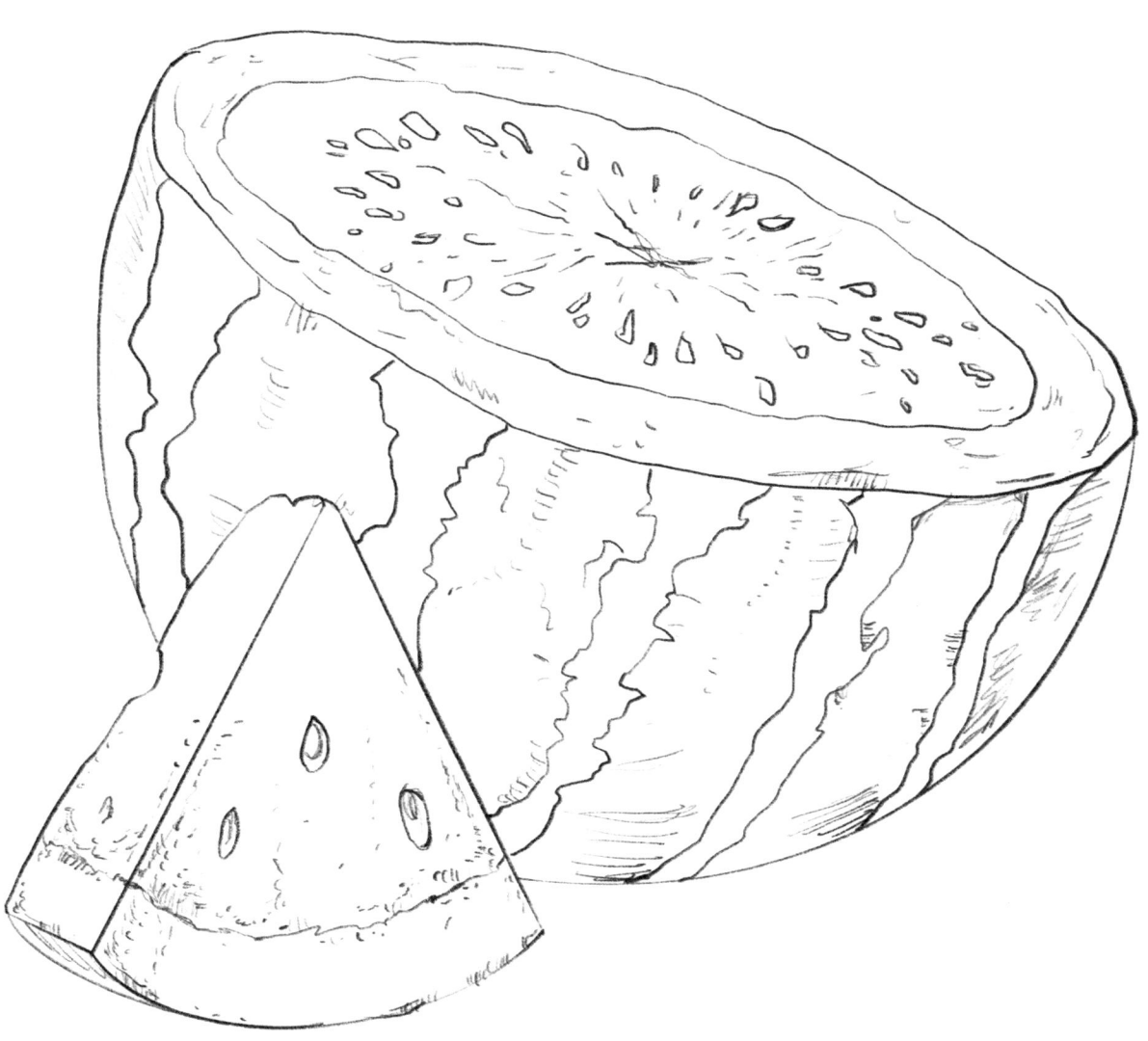

일러두기

왼쪽의 색칠된 그림은 하나의 예시이므로,
똑같이 그리지 않으셔도 됩니다.
원하는 색깔로 마음껏 색칠해보세요.

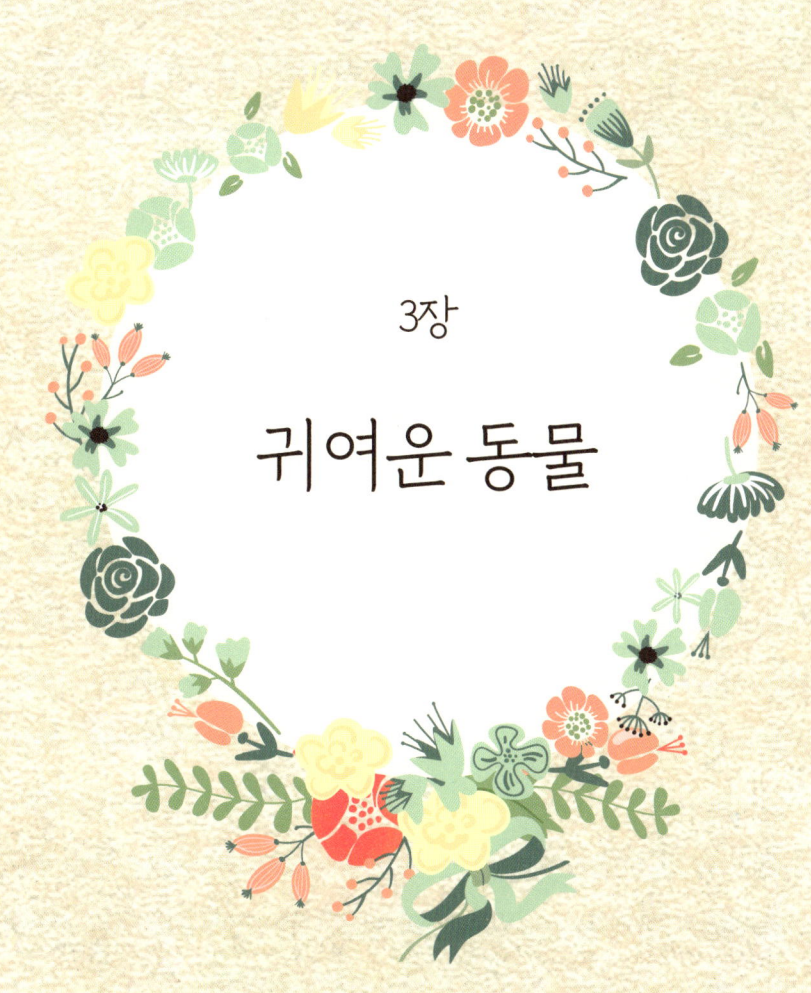

3장

귀여운 동물

◆ 강아지

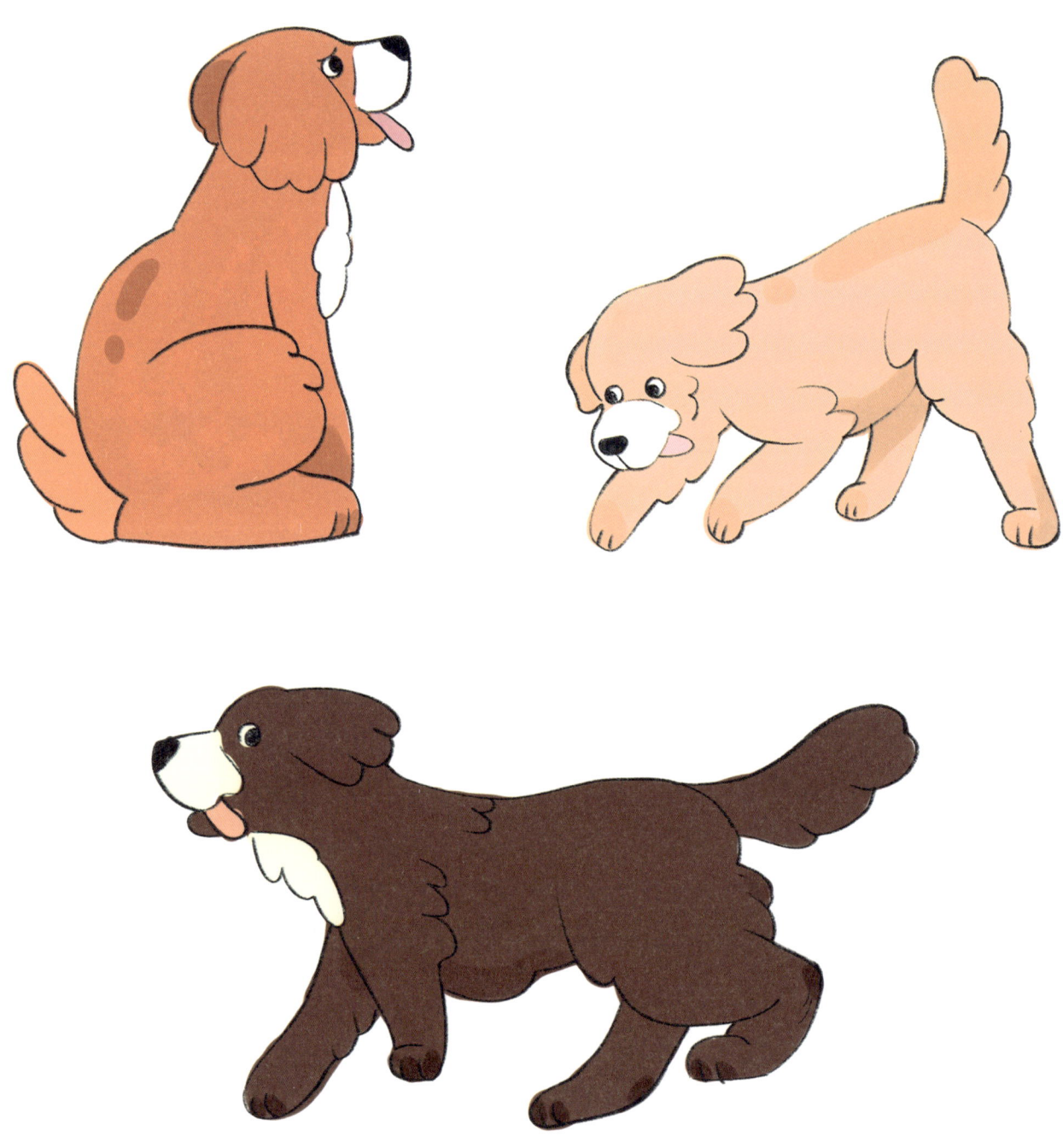

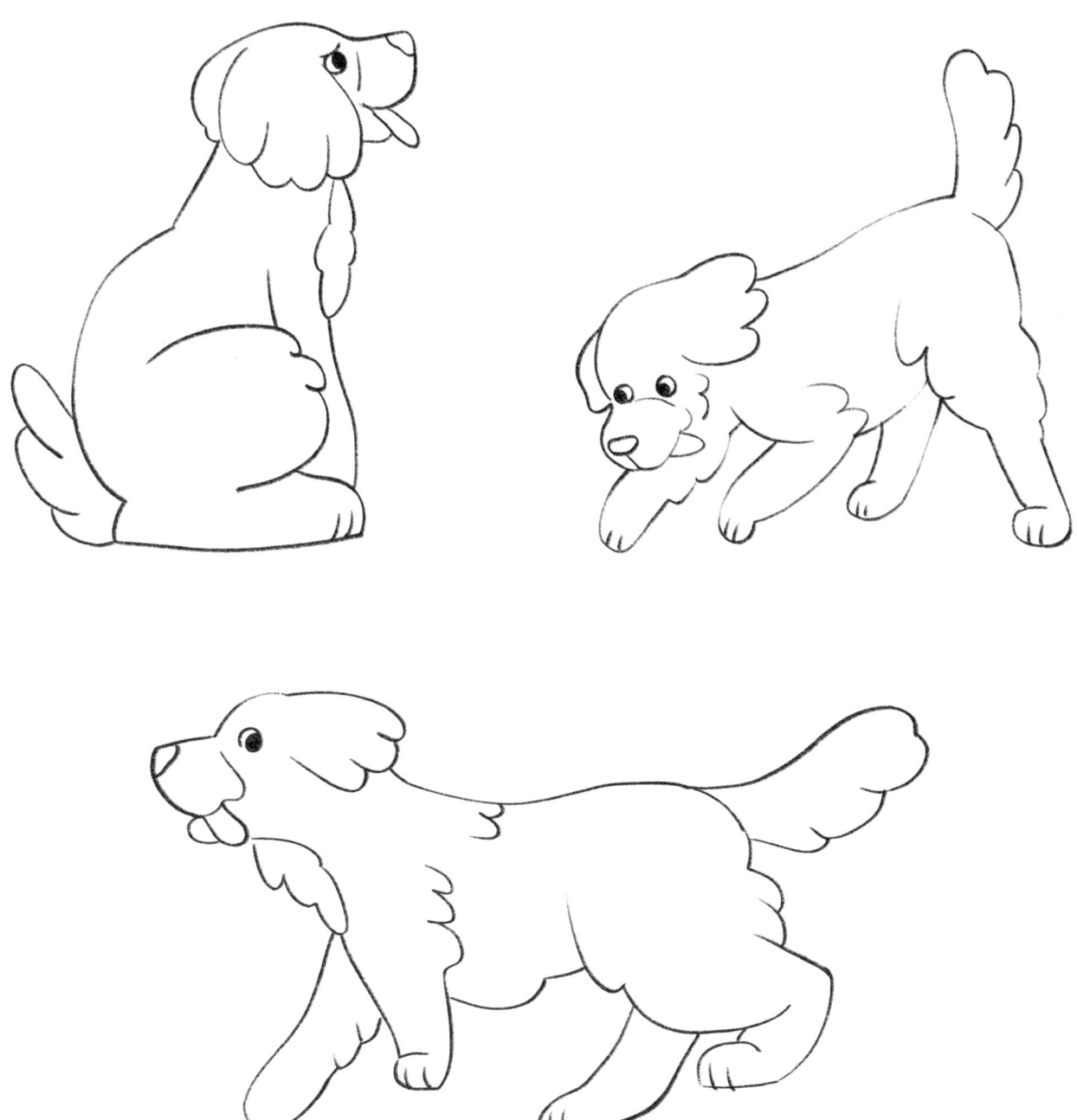

◆ 고양이

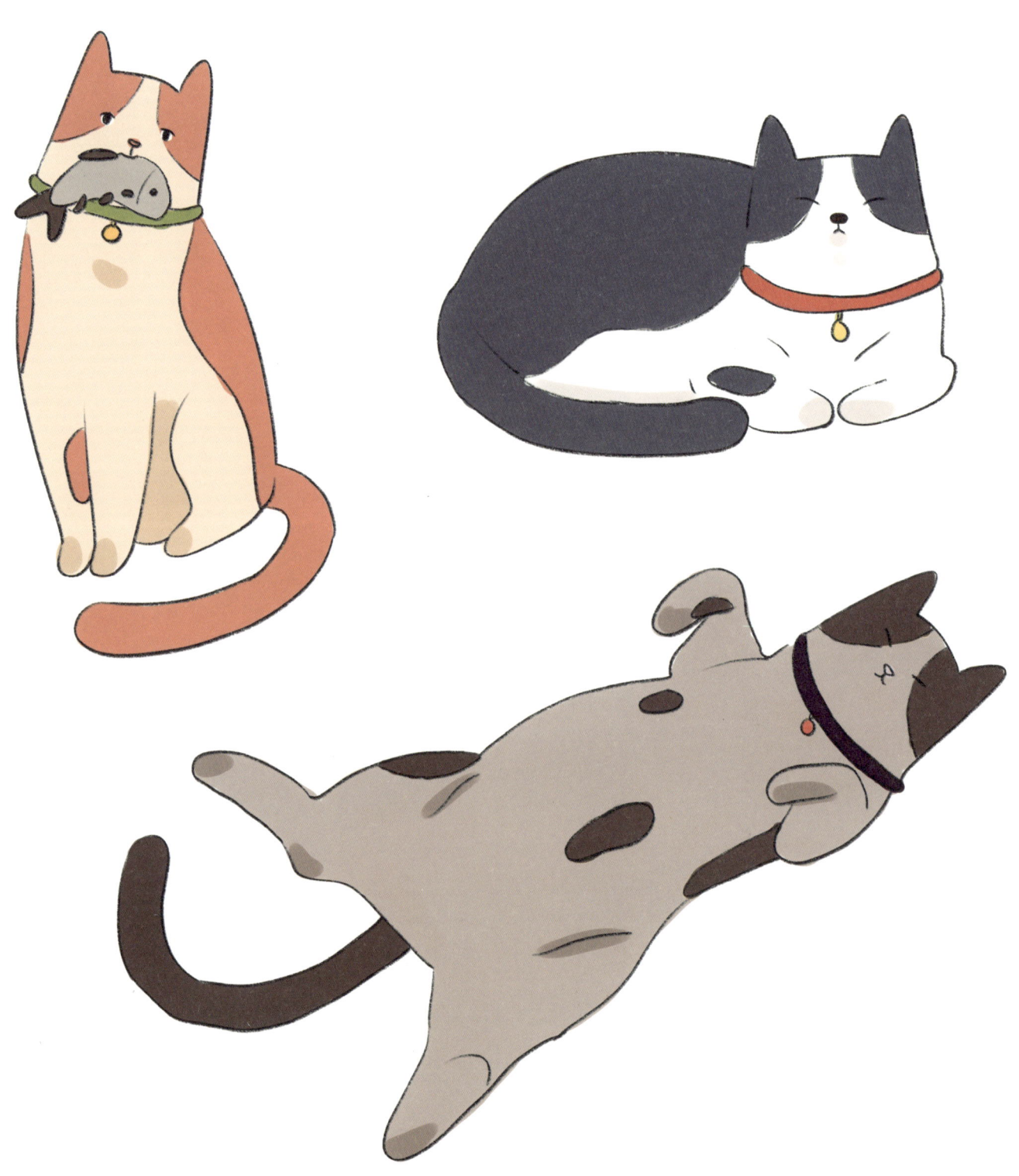

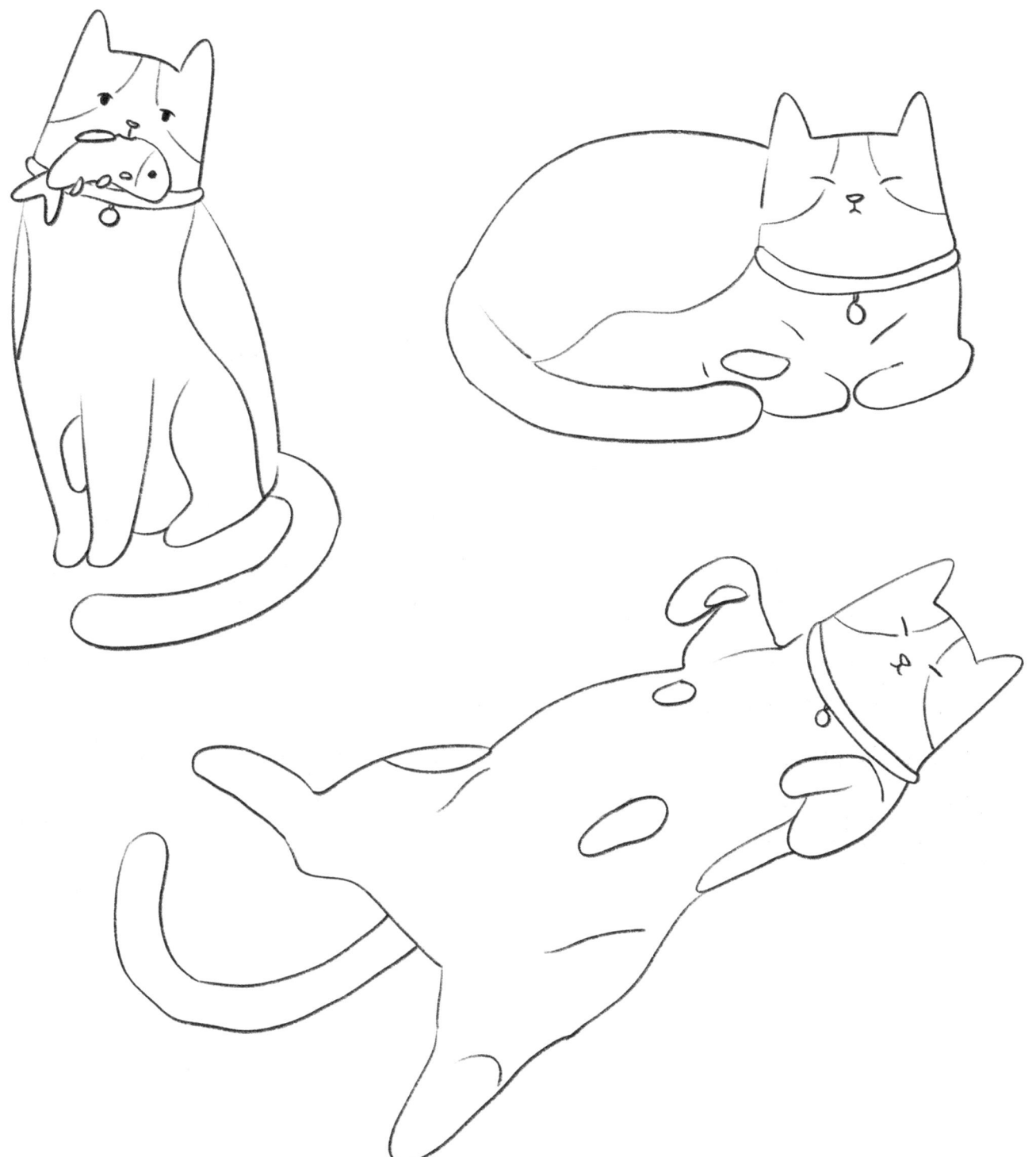

◆ 곰

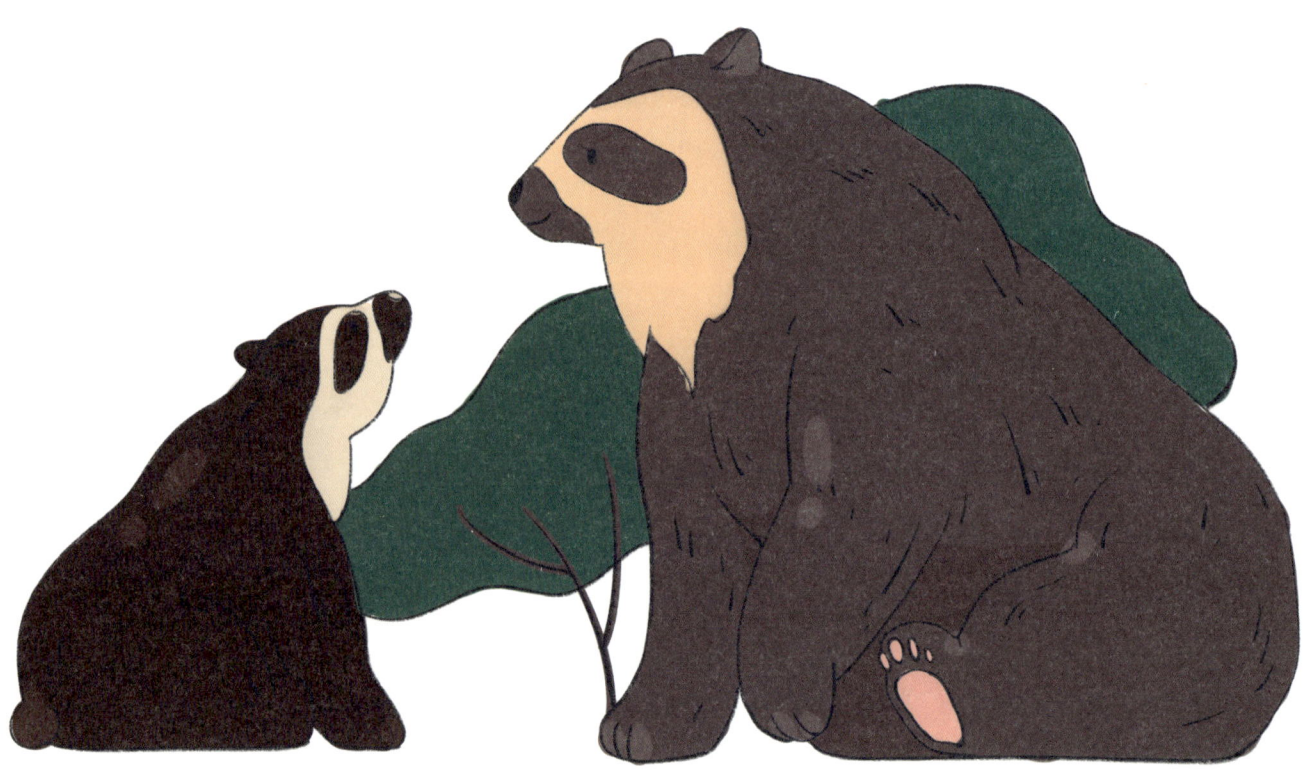

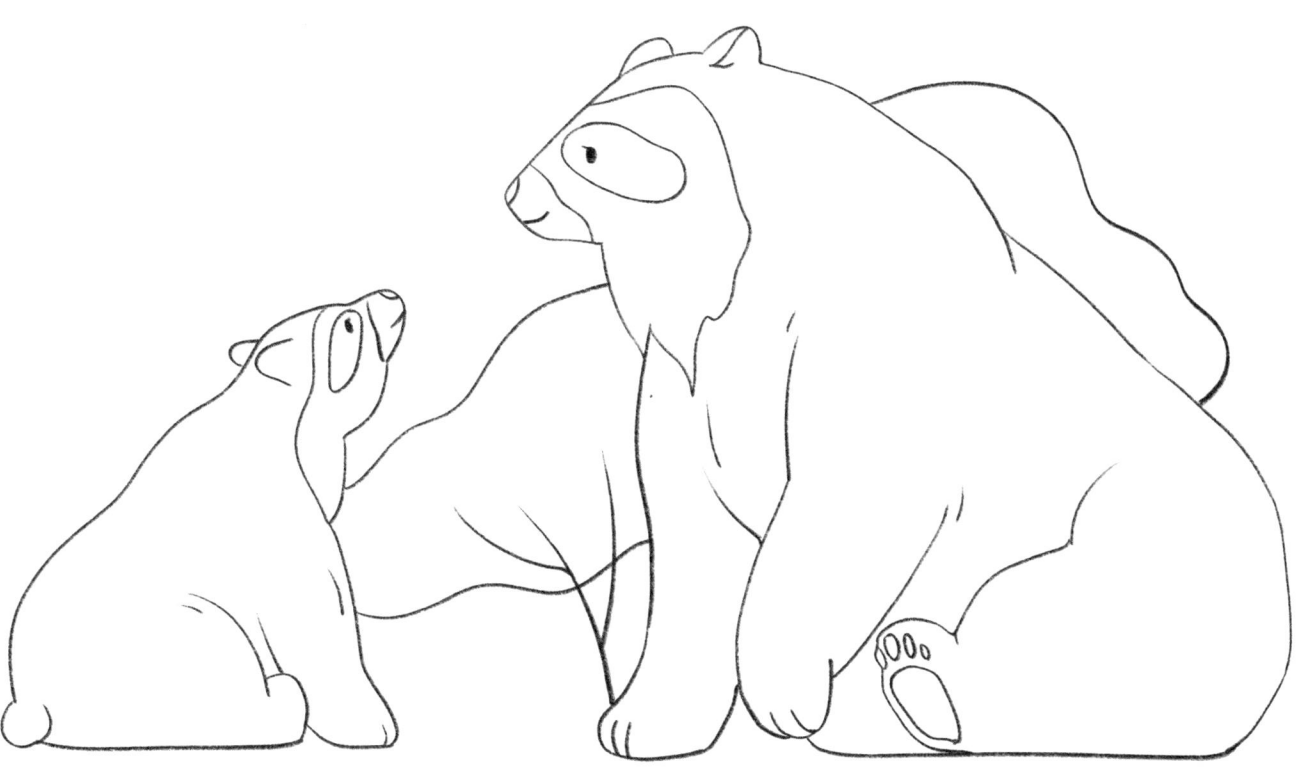

◆ 사자

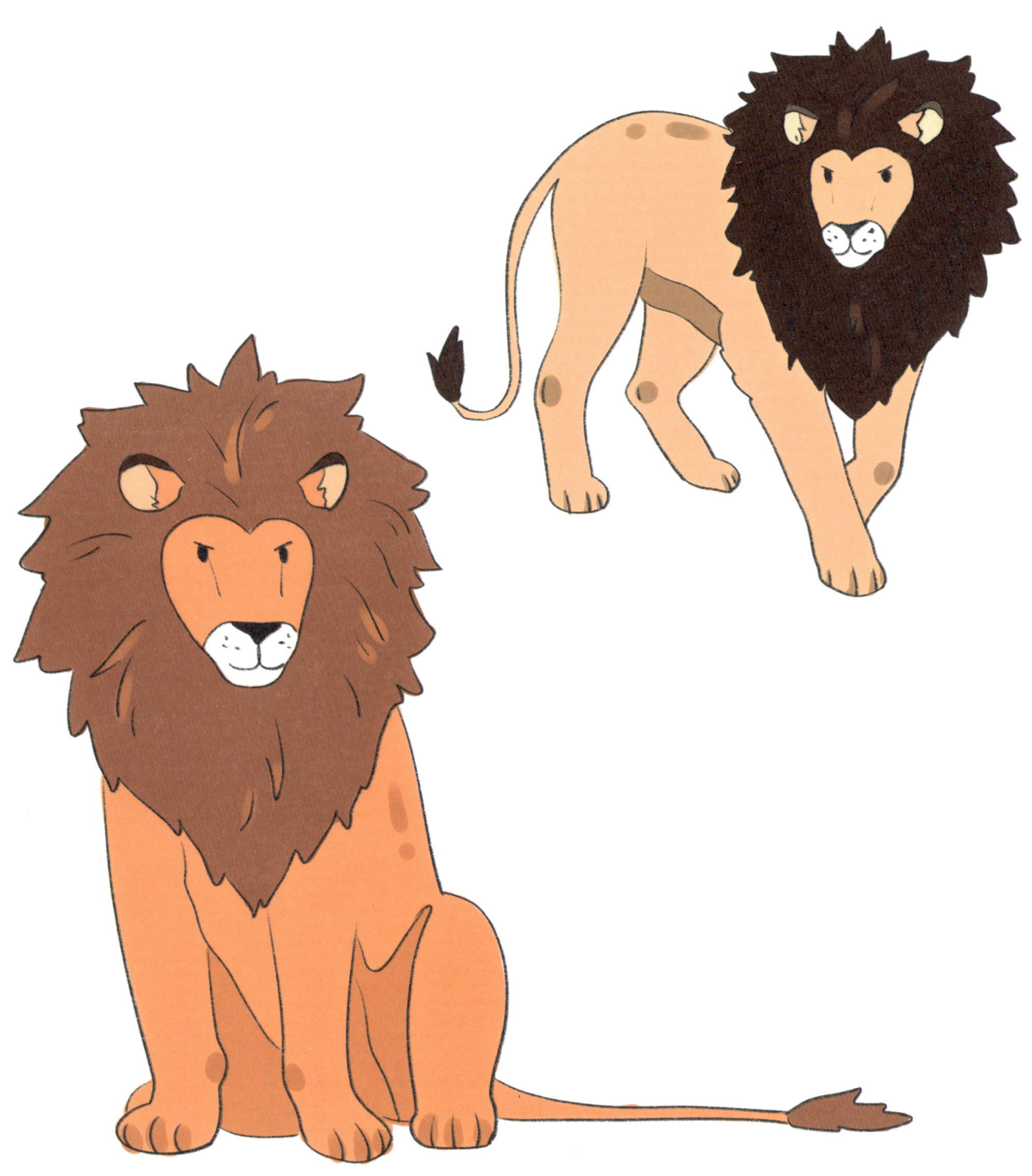

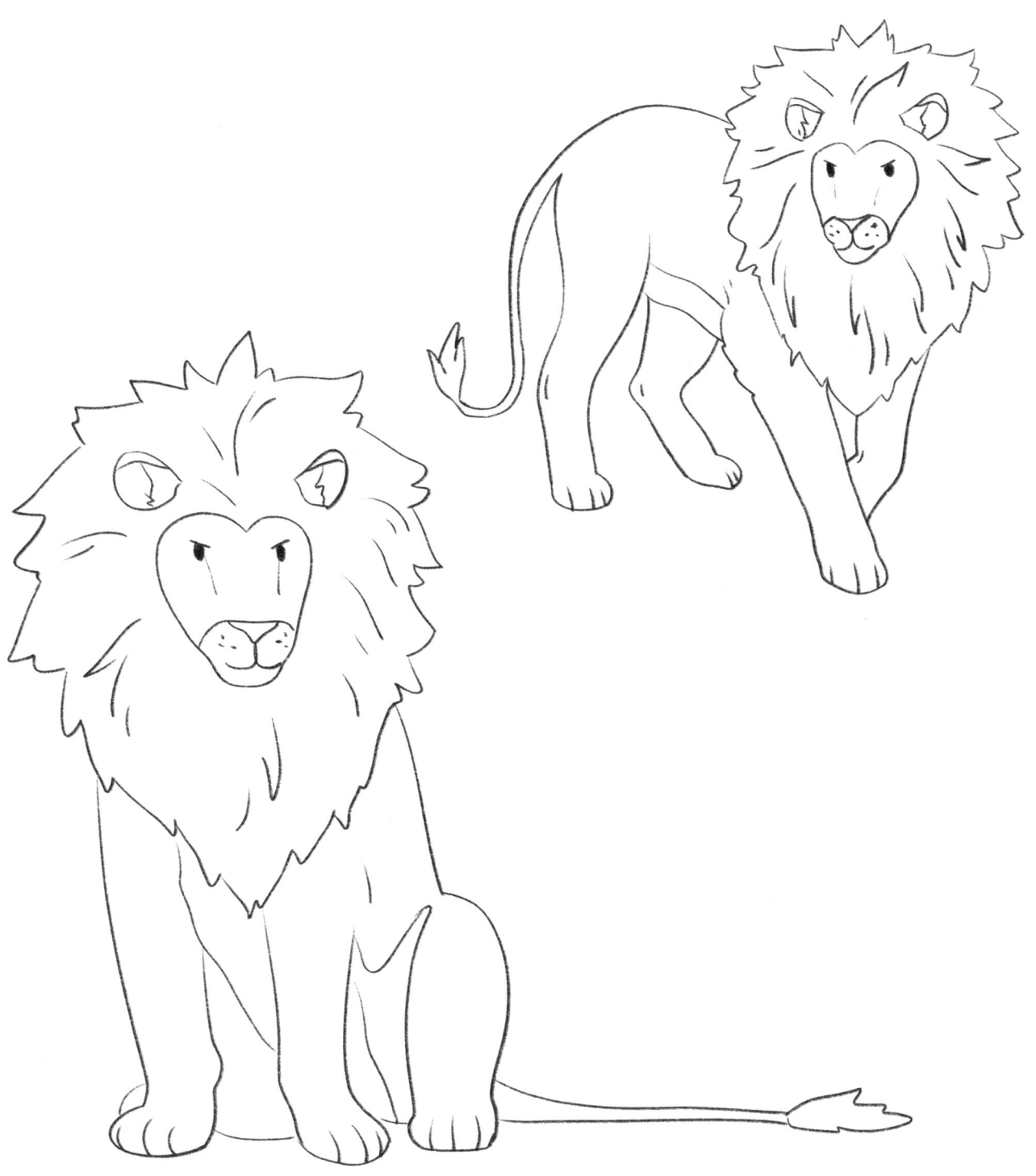

◆ 토끼

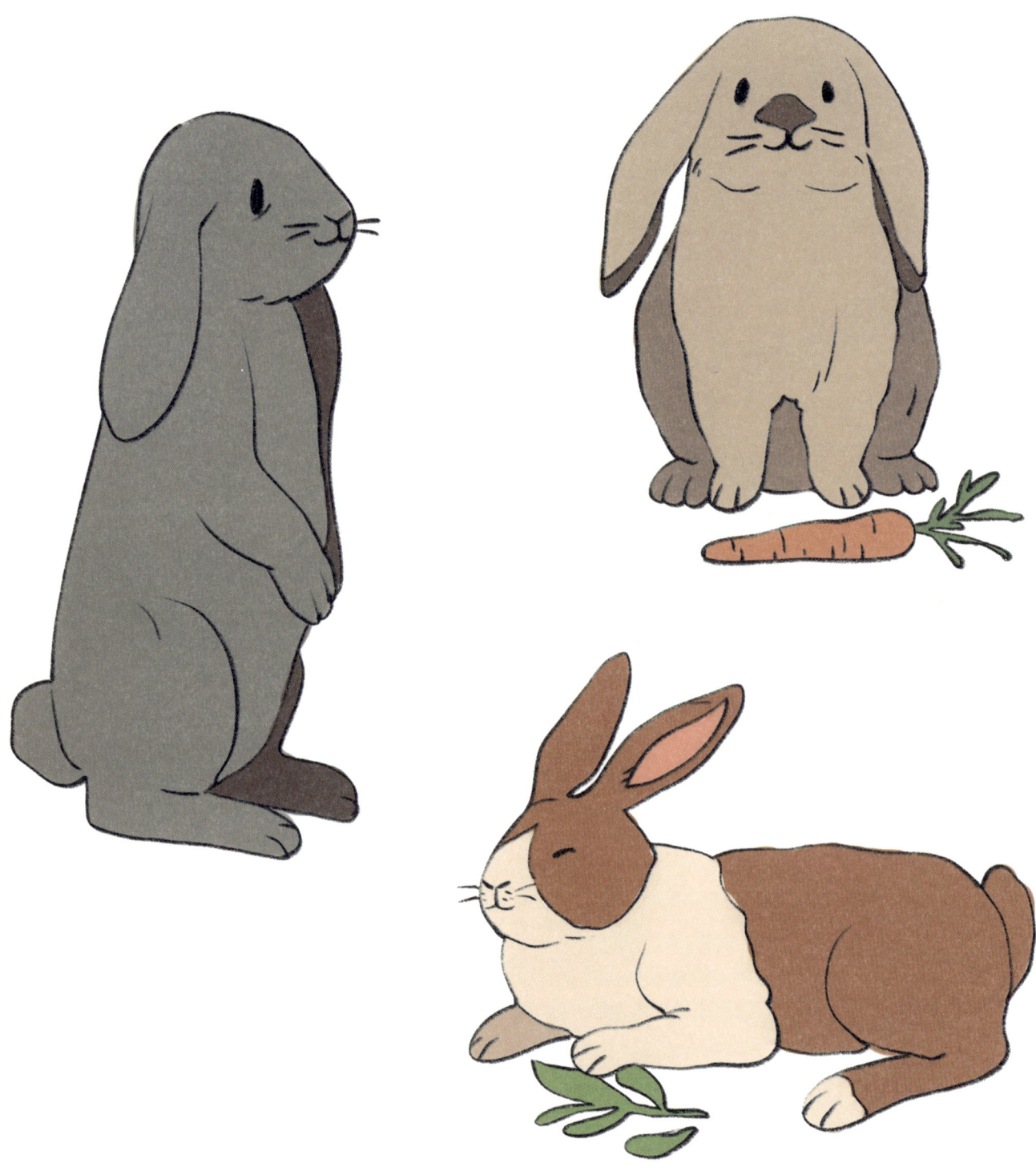

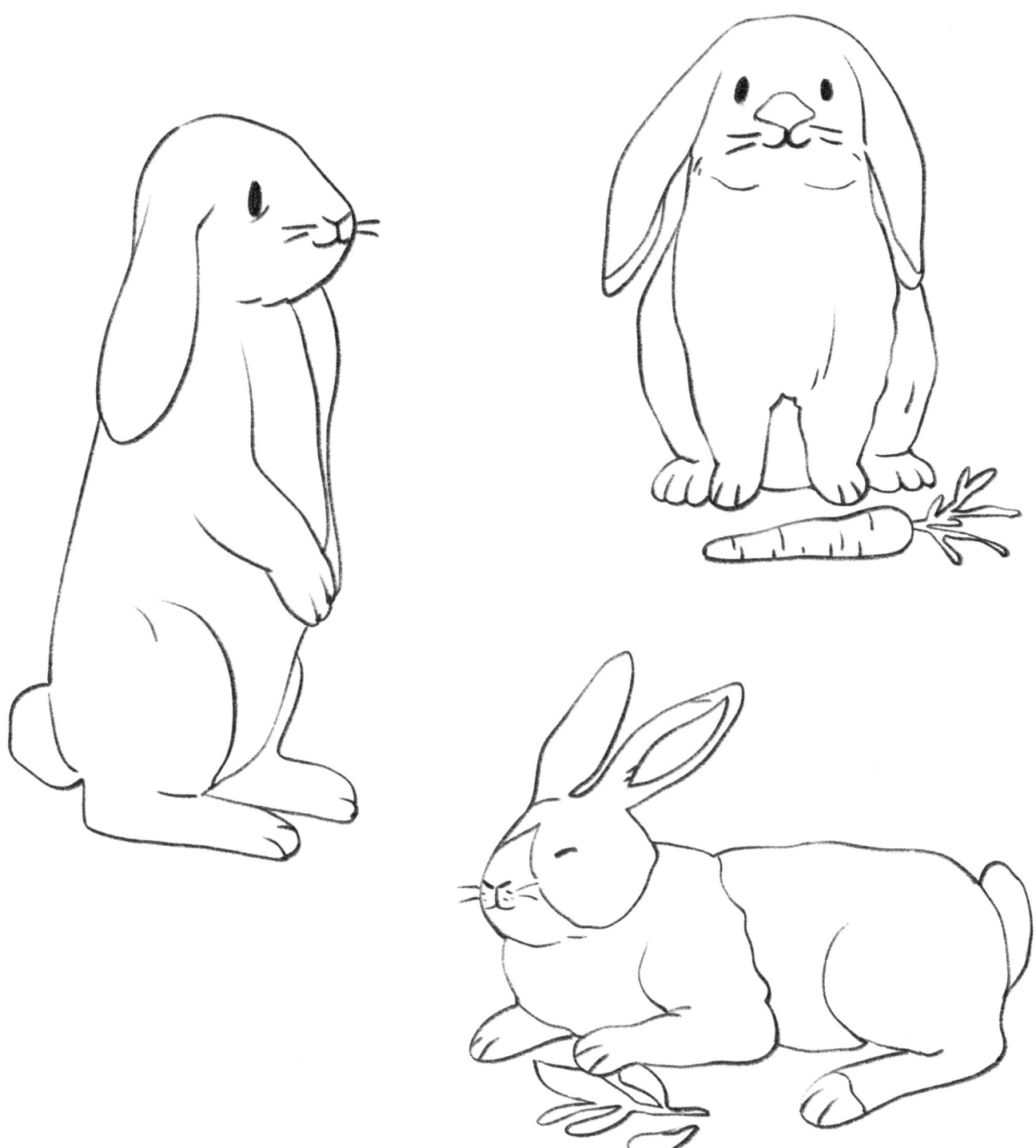

◆ 원숭이

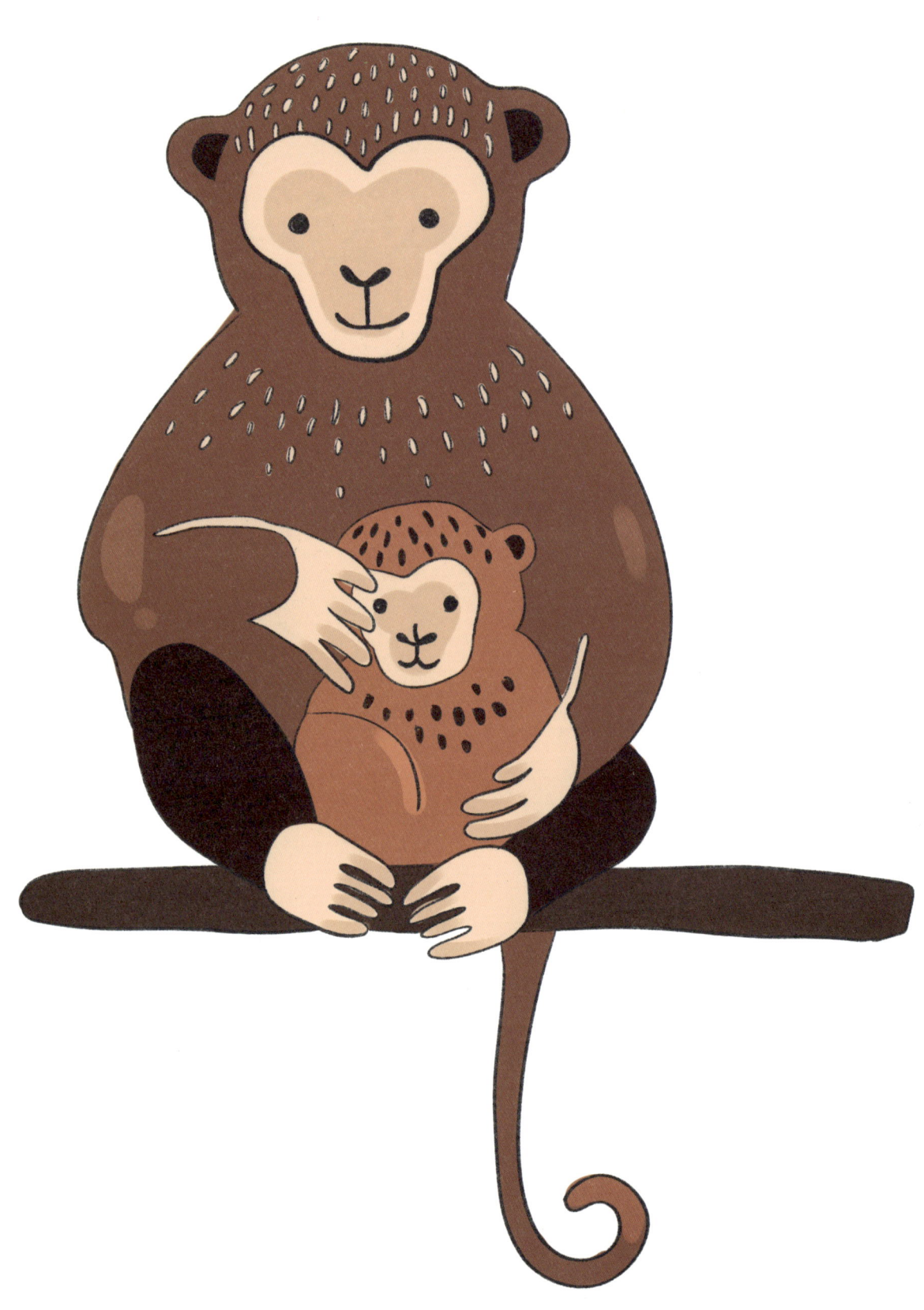

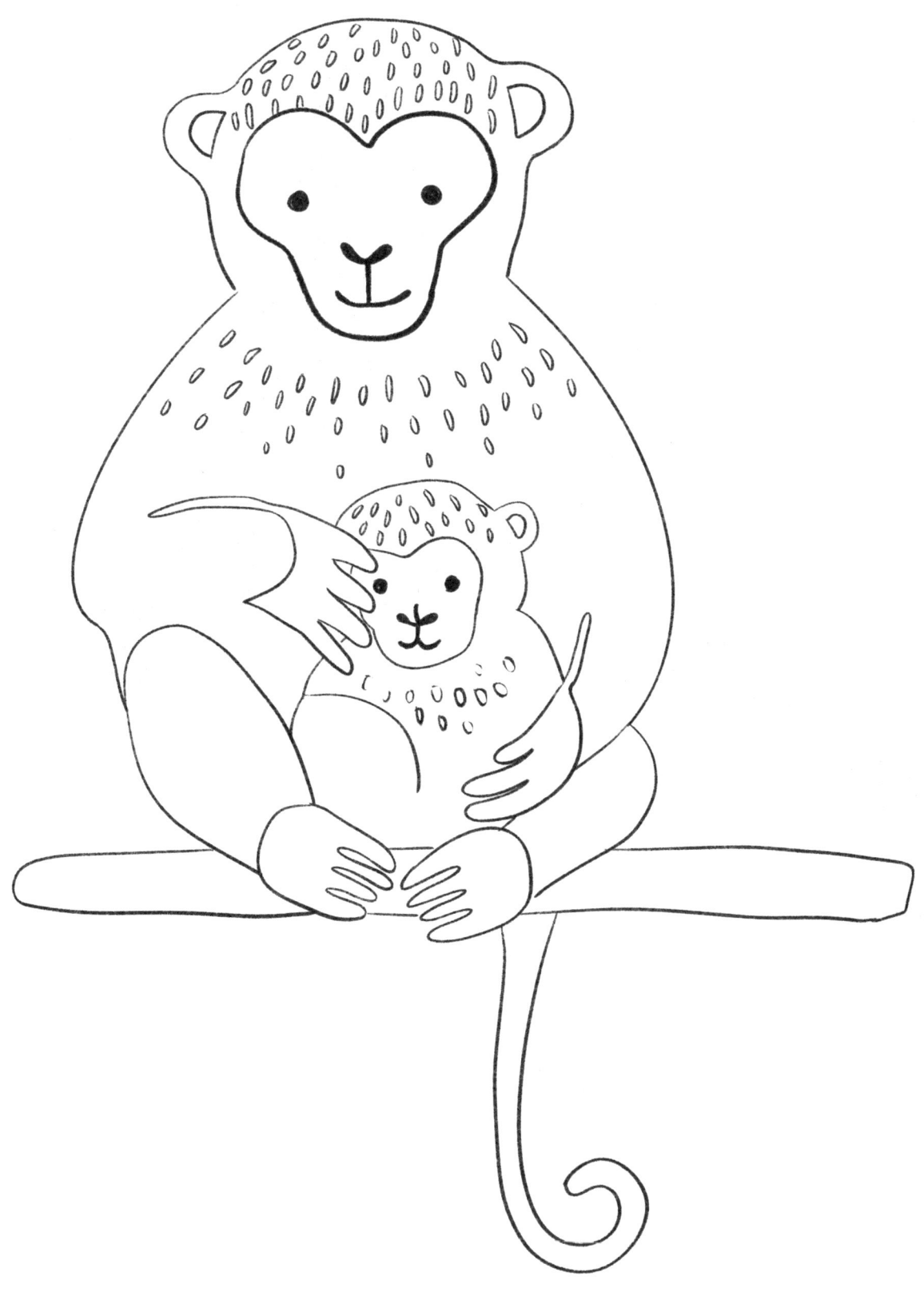

◆ 앵무새

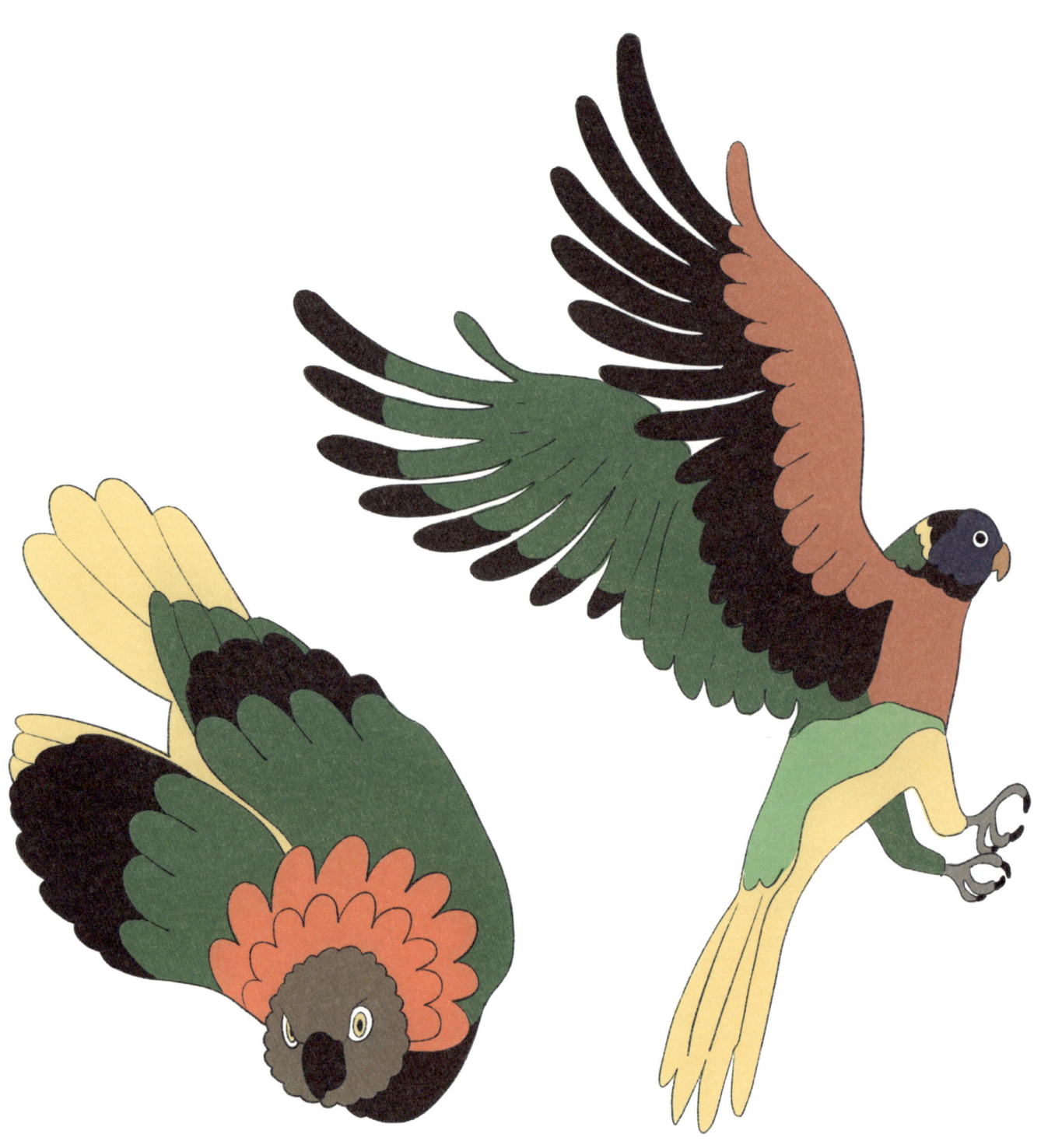

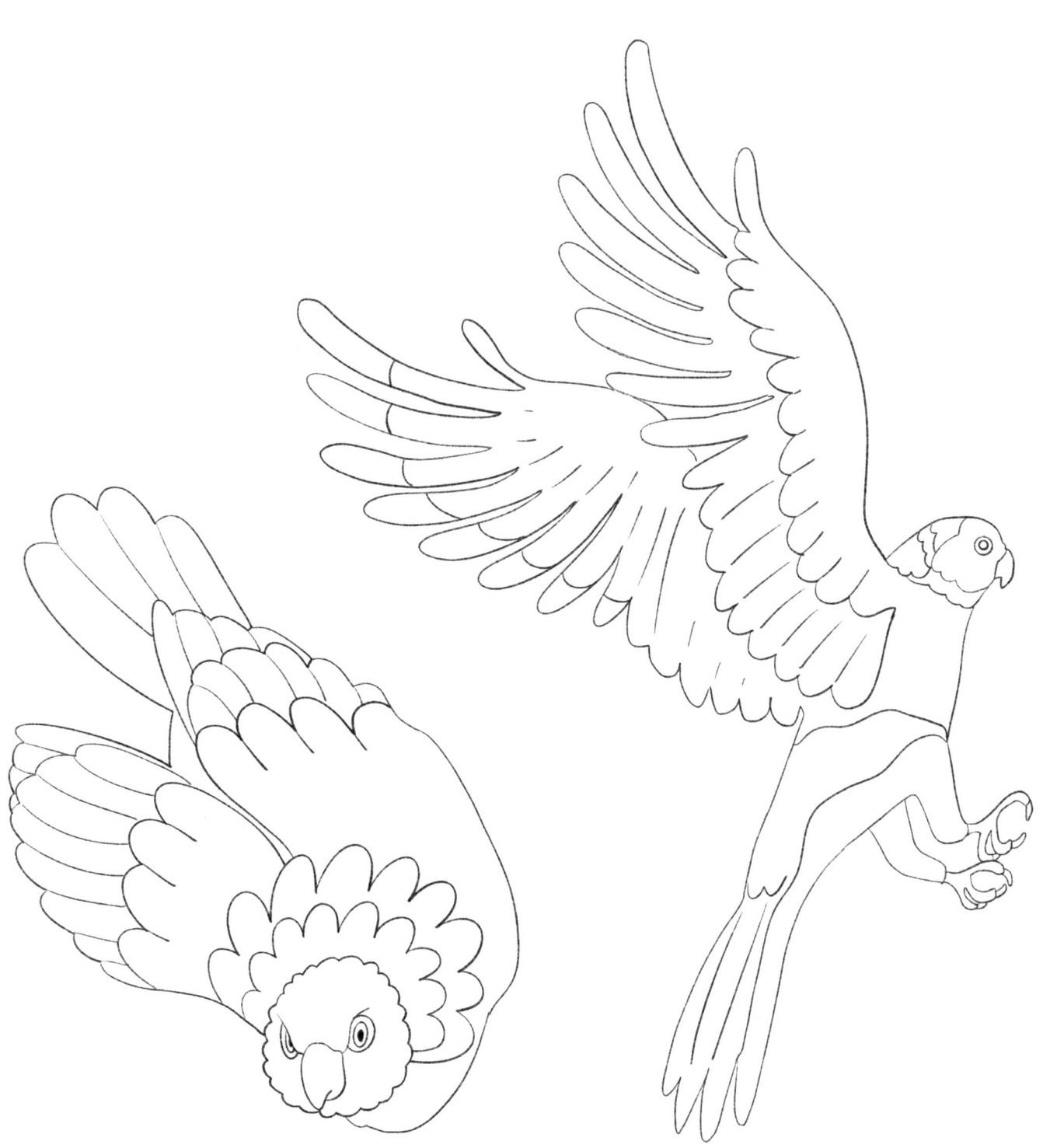

◆ 코알라

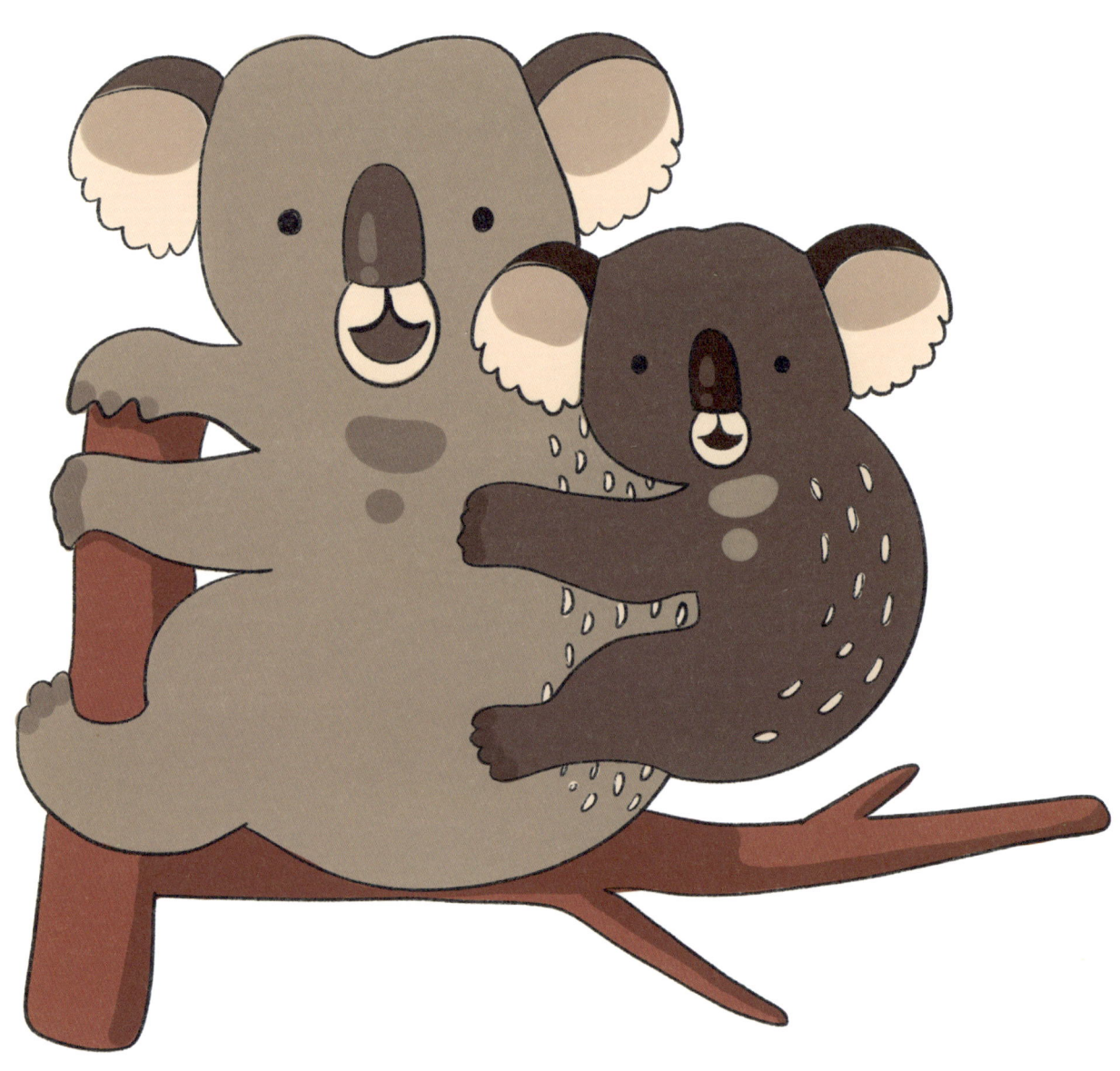

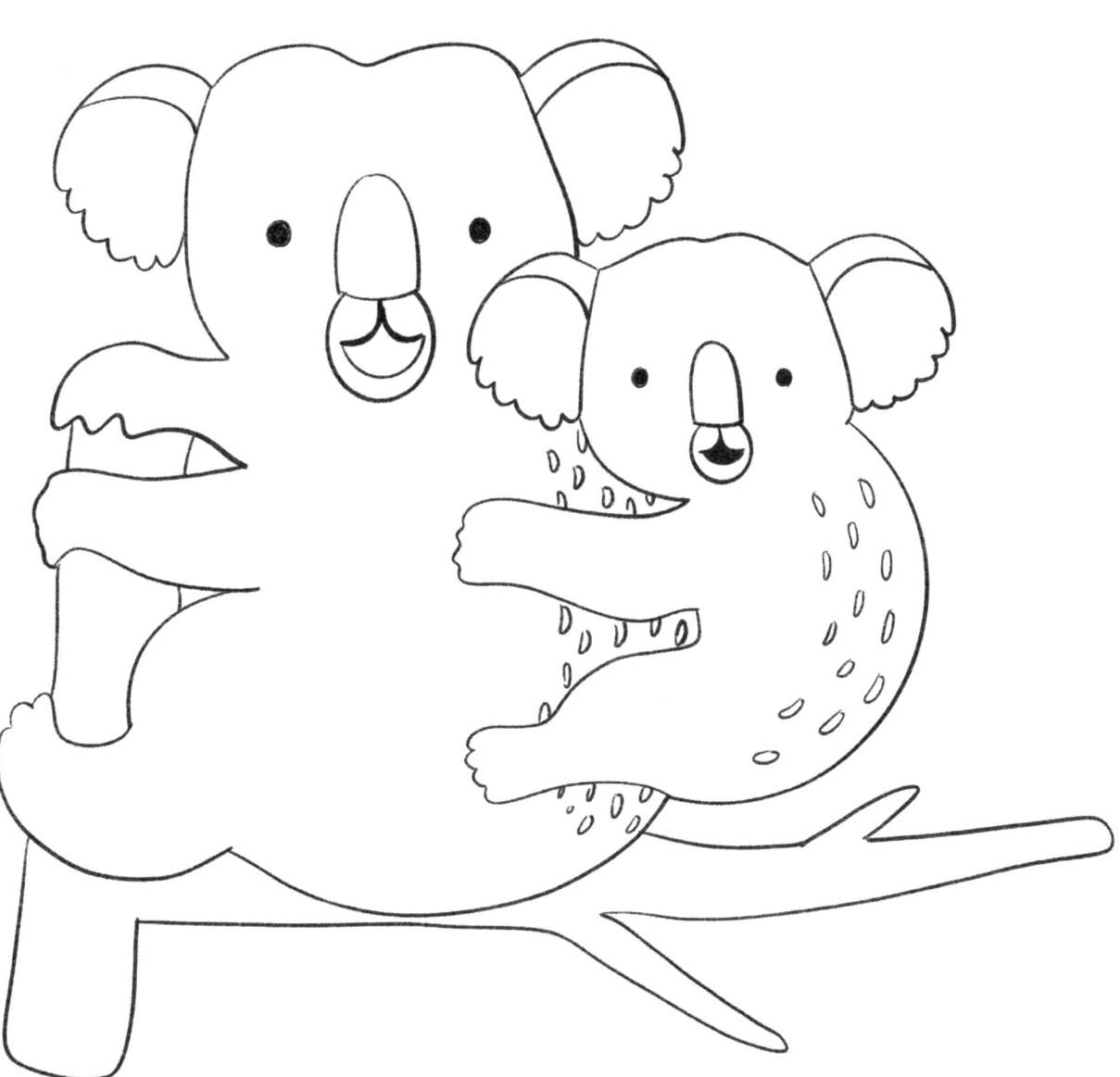

일러두기

왼쪽의 색칠된 그림은 하나의 예시이므로,
똑같이 그리지 않으셔도 됩니다.
원하는 색깔로 마음껏 색칠해보세요.

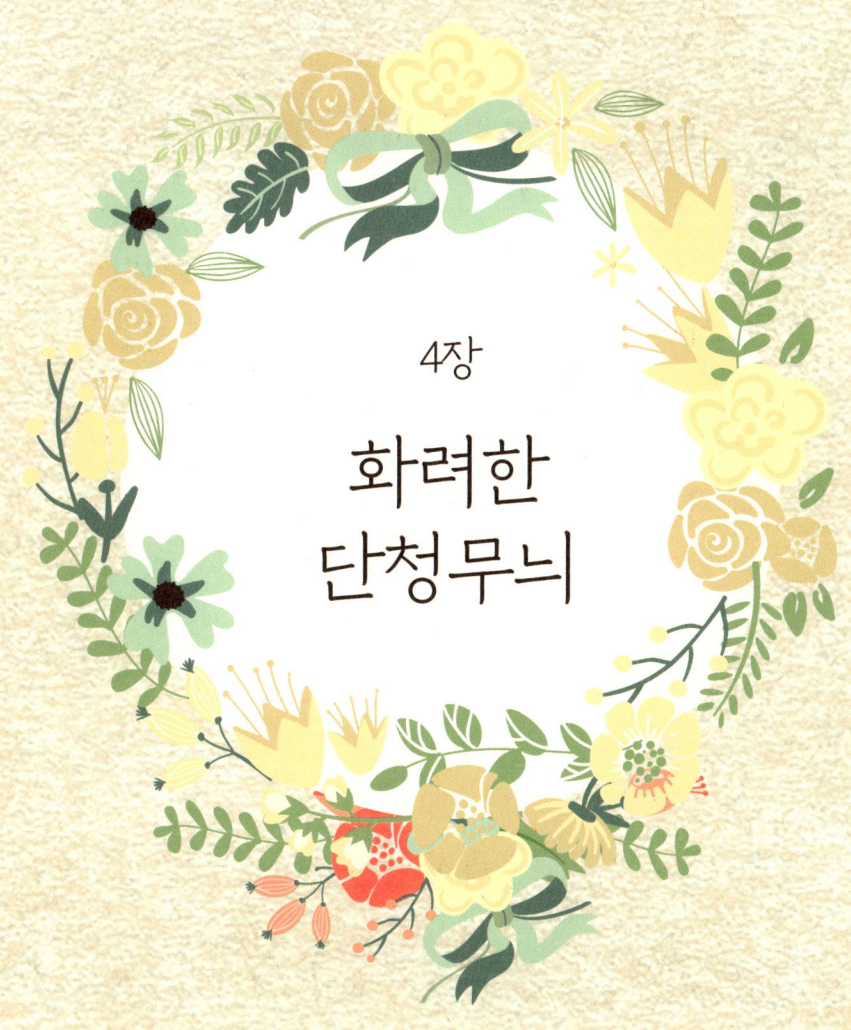

4장

화려한 단청무늬

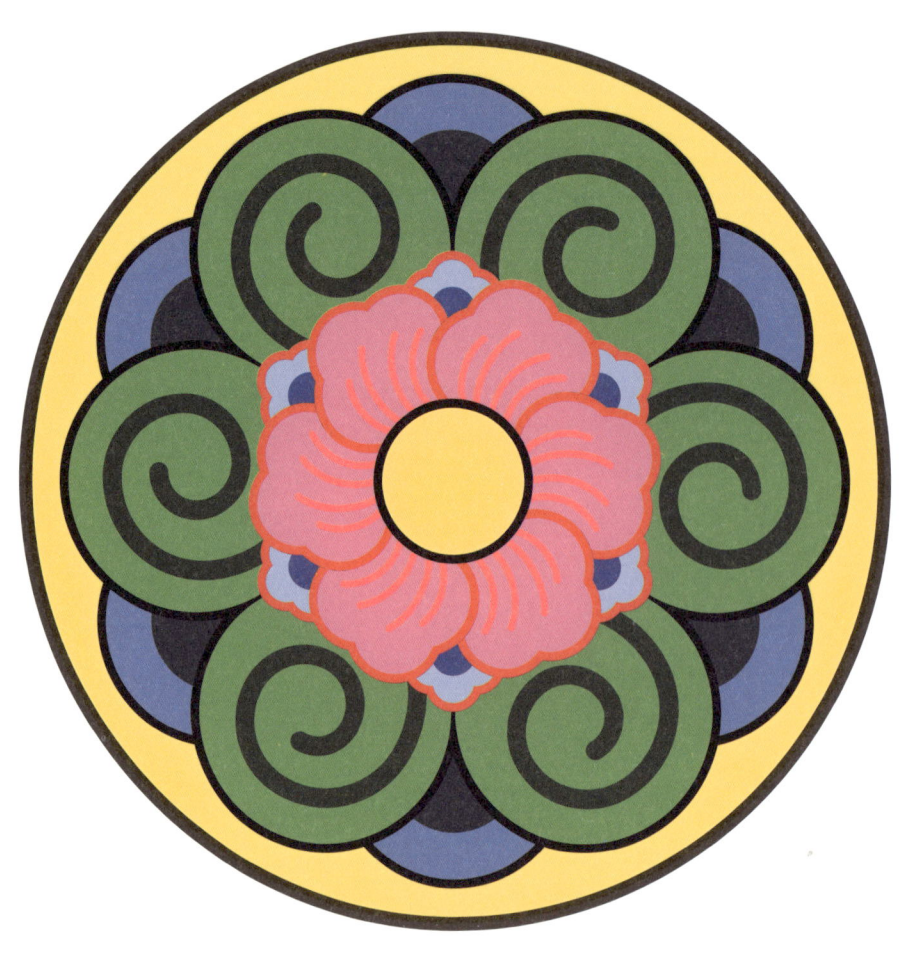
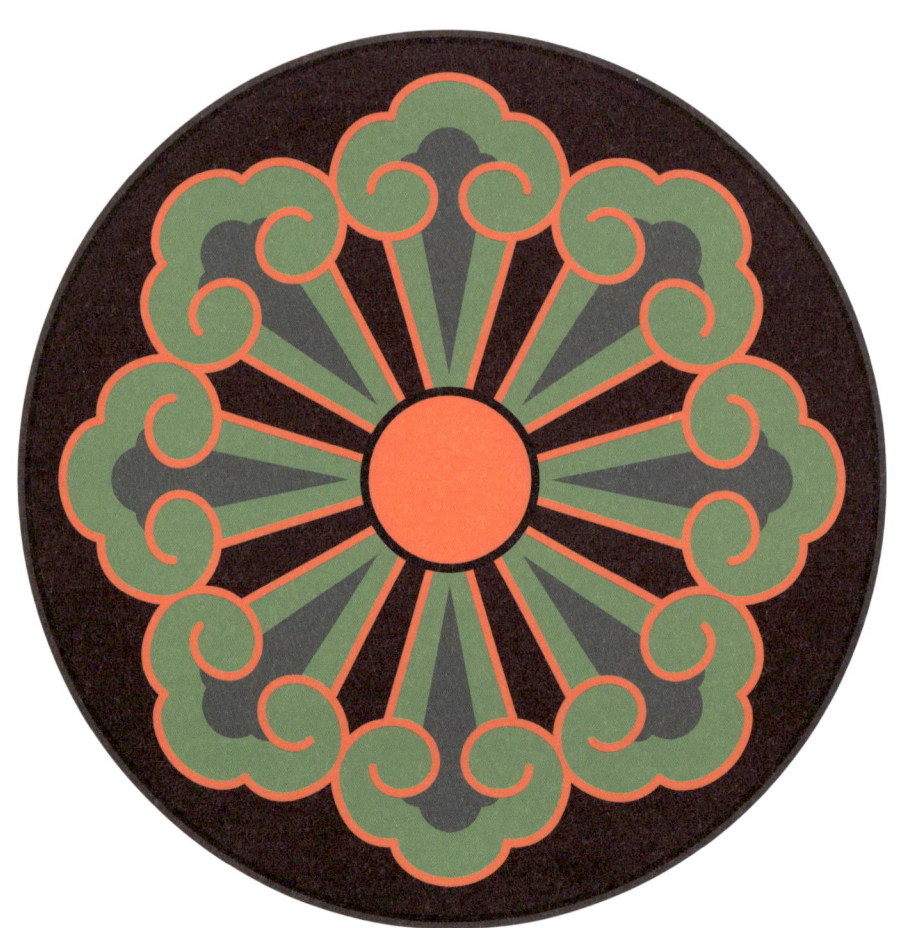

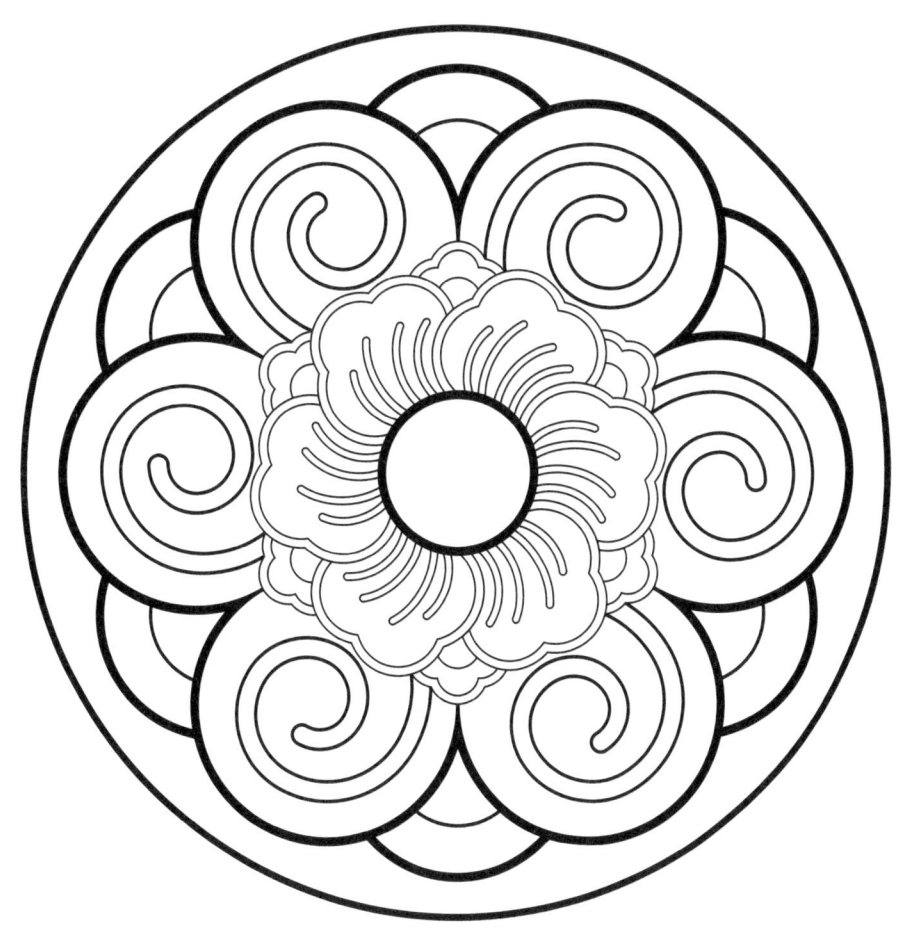
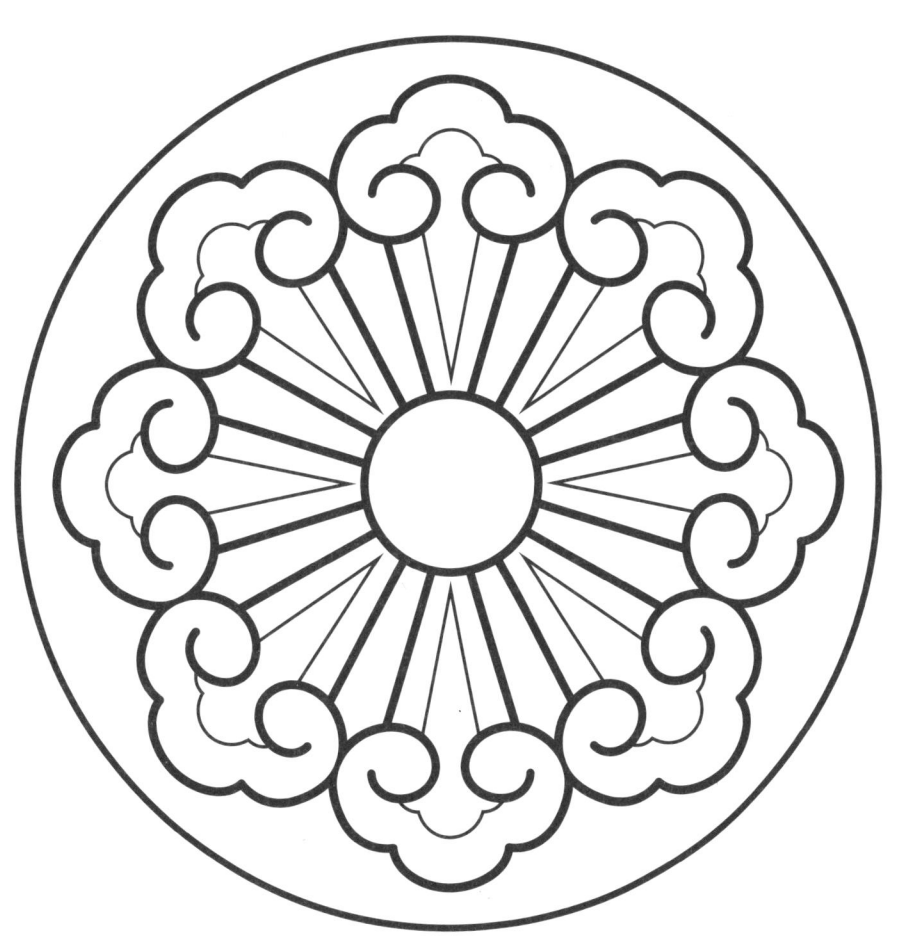

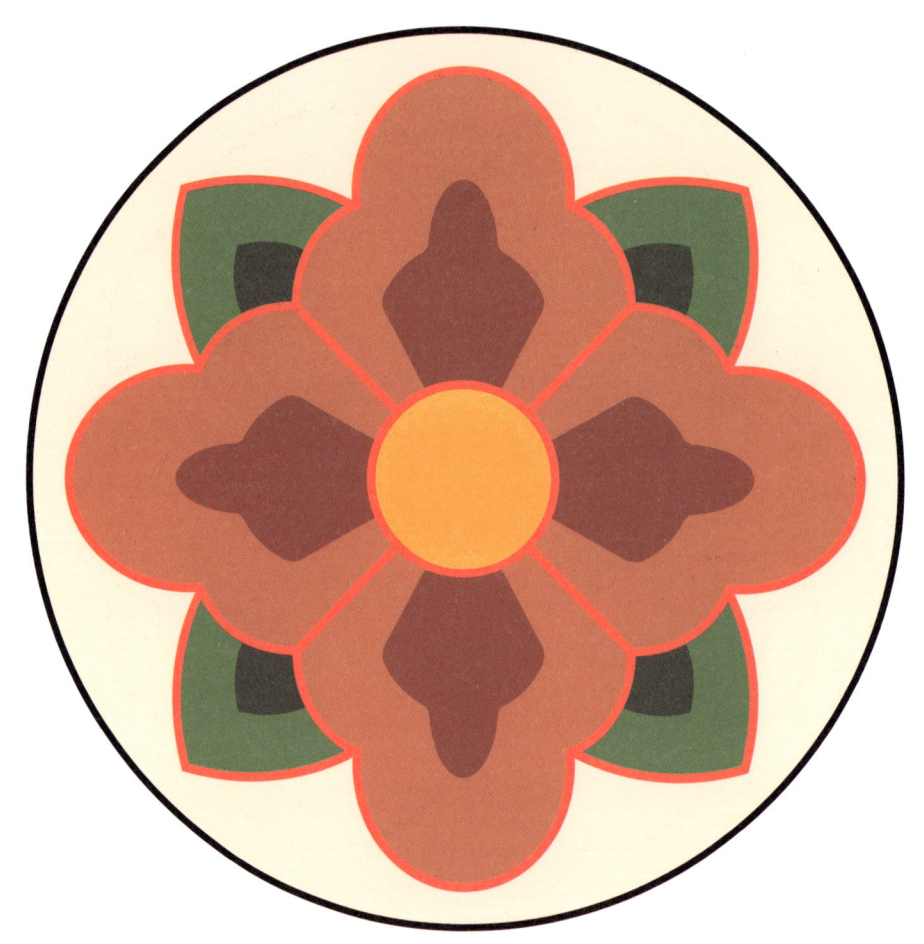
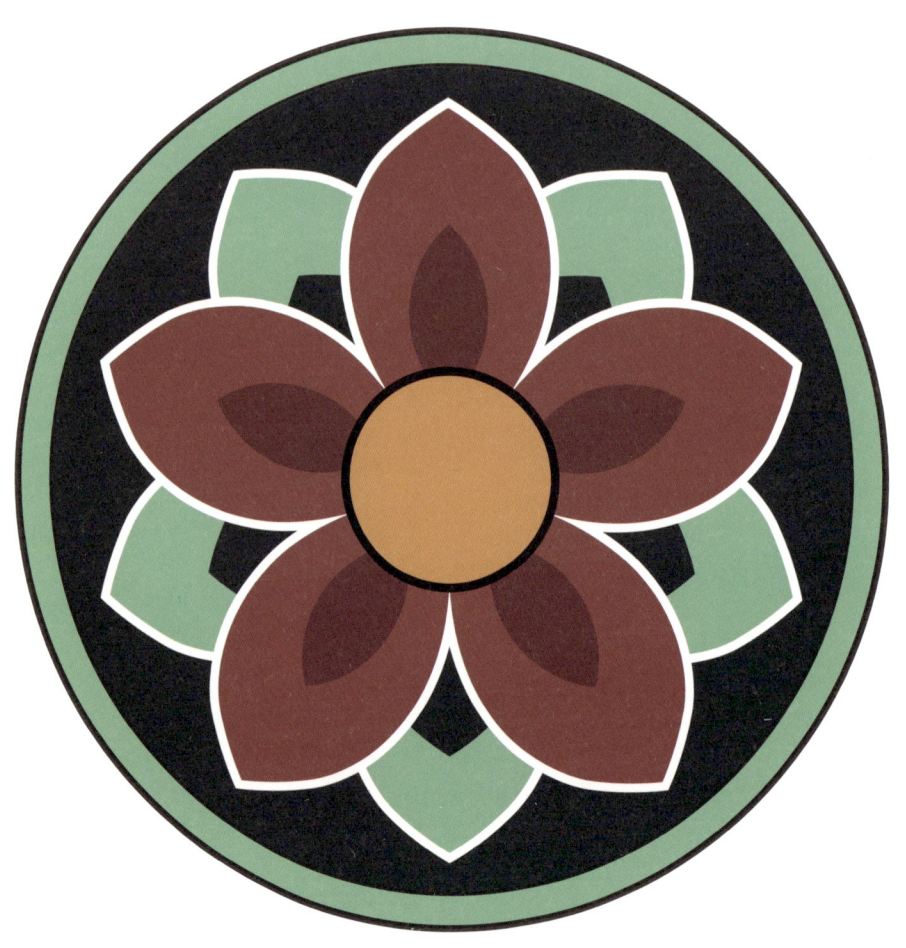

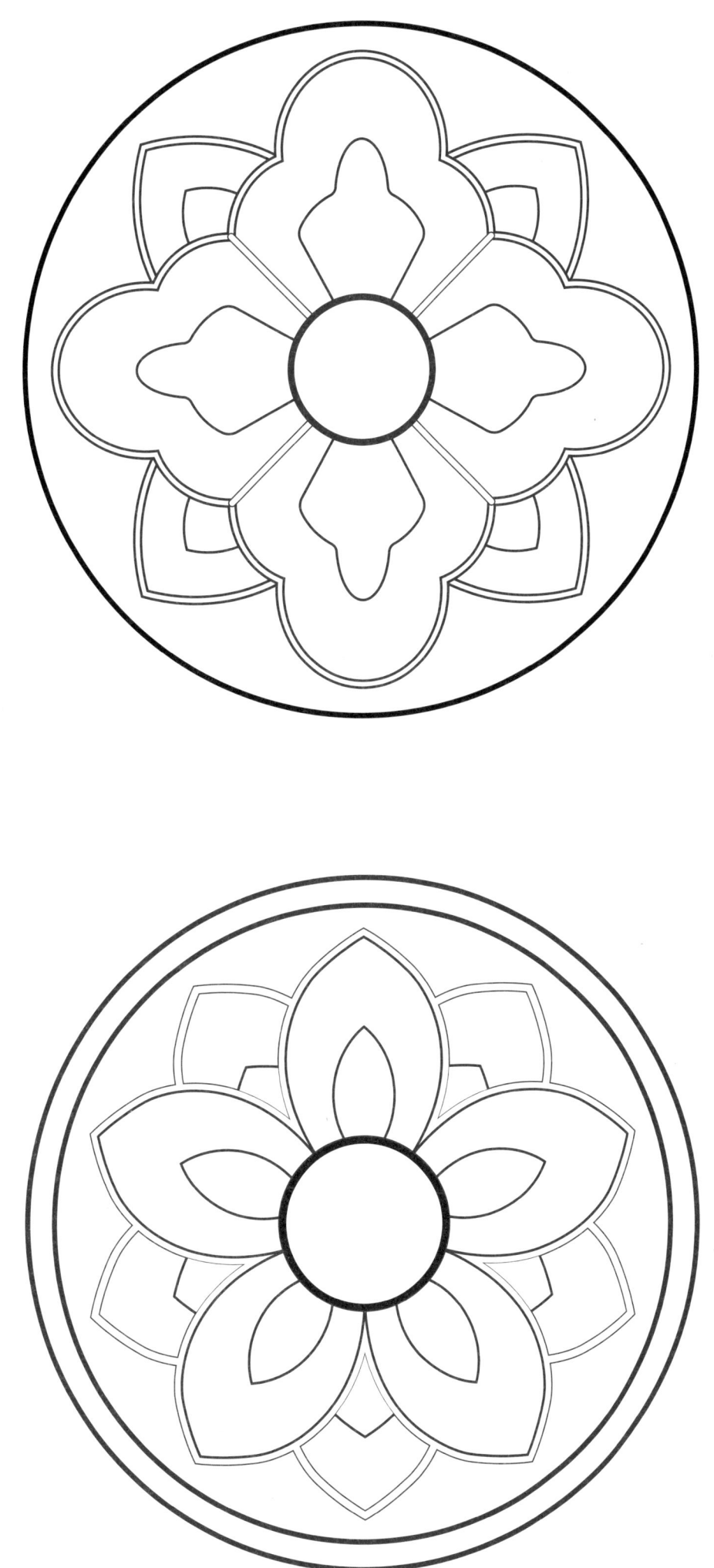

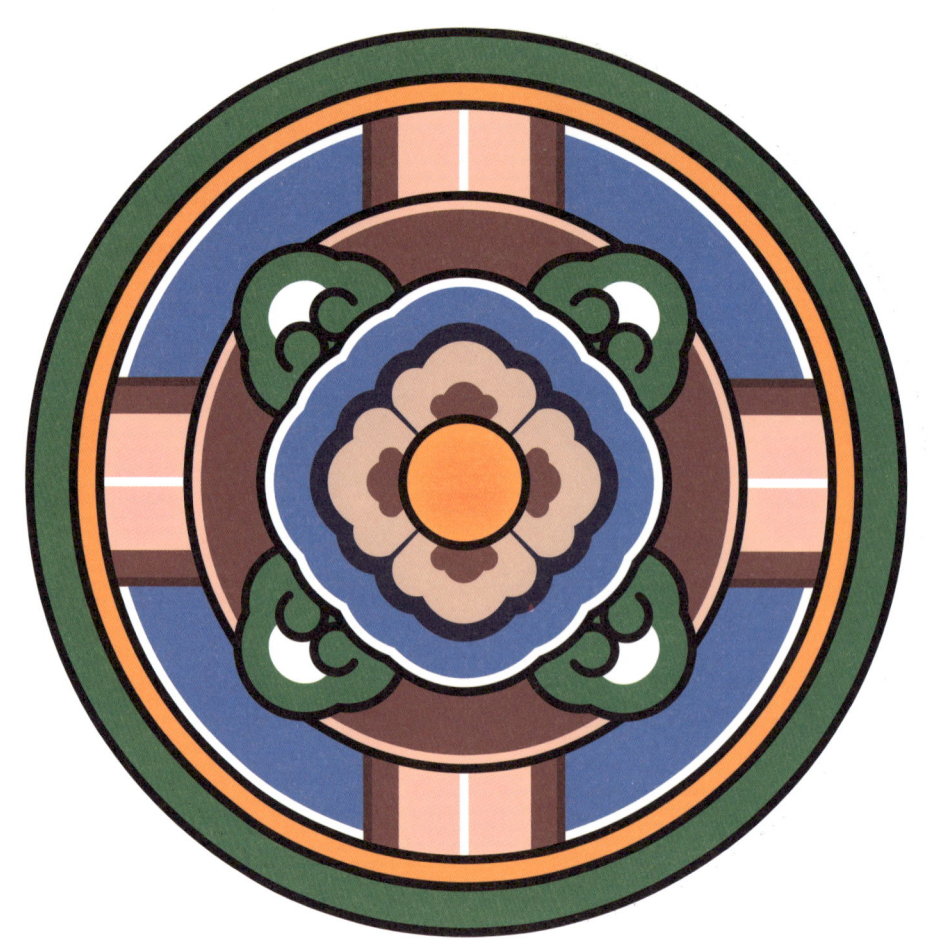
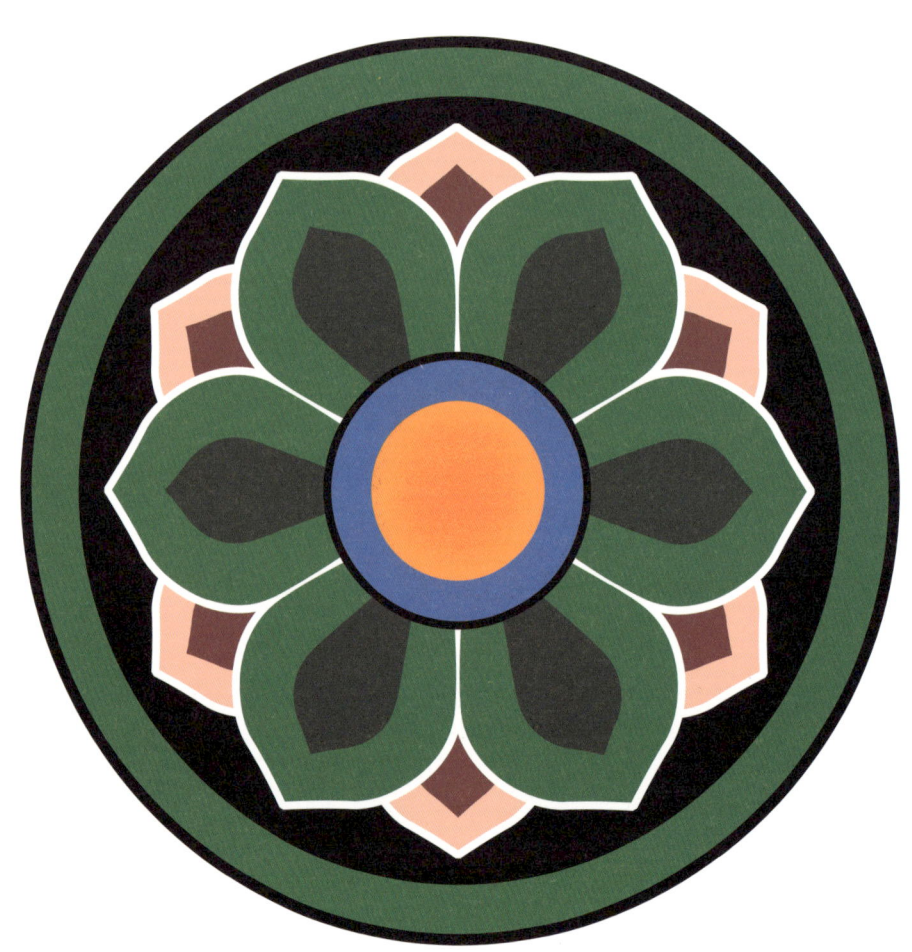

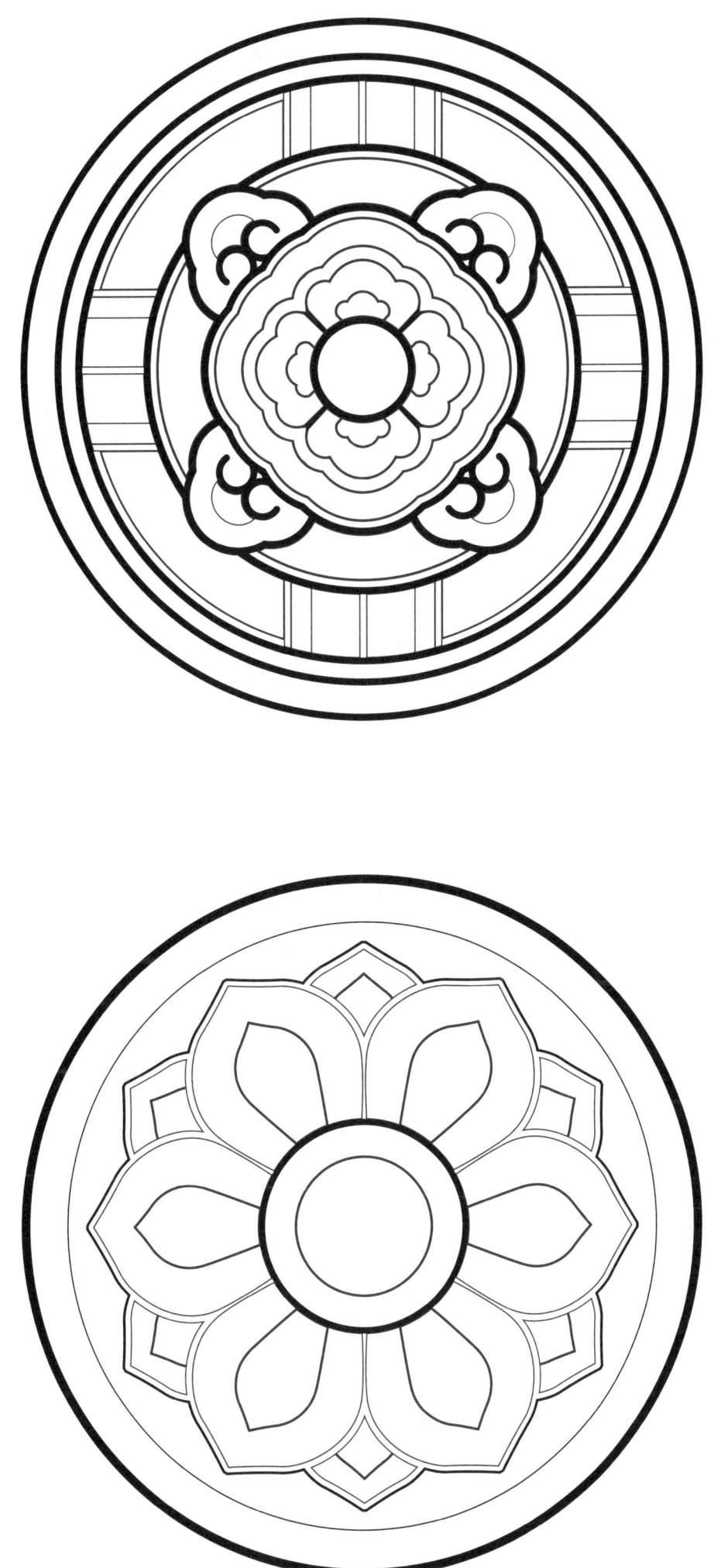

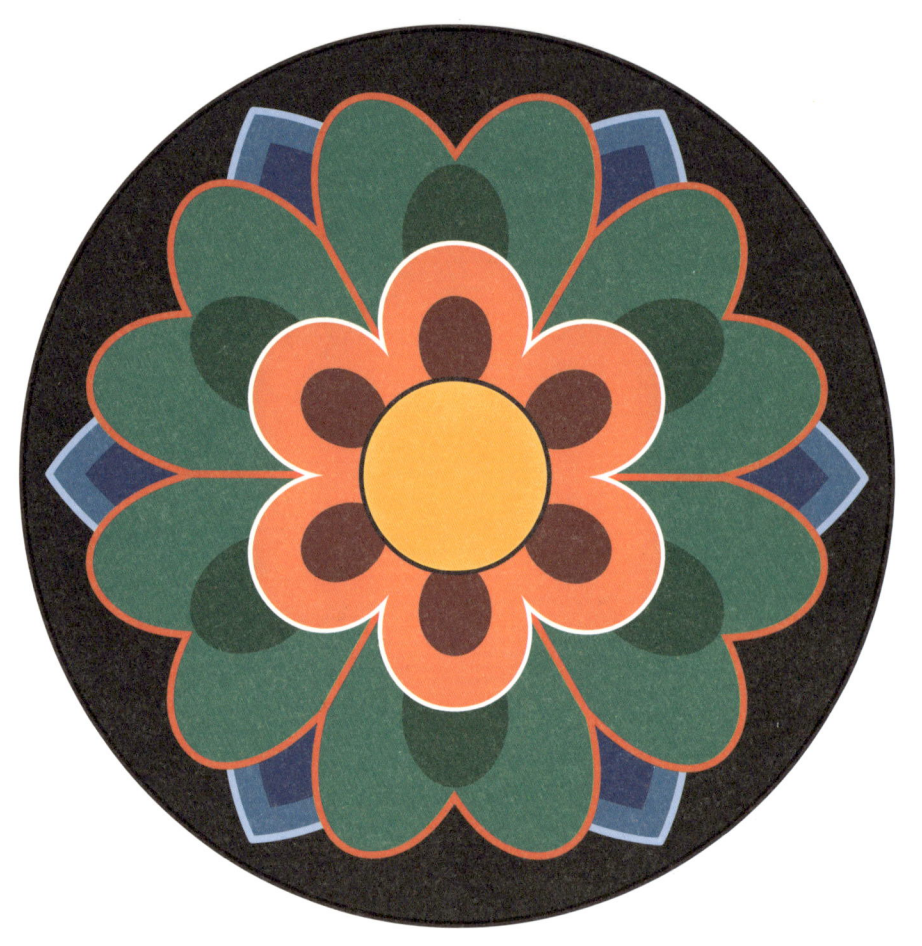
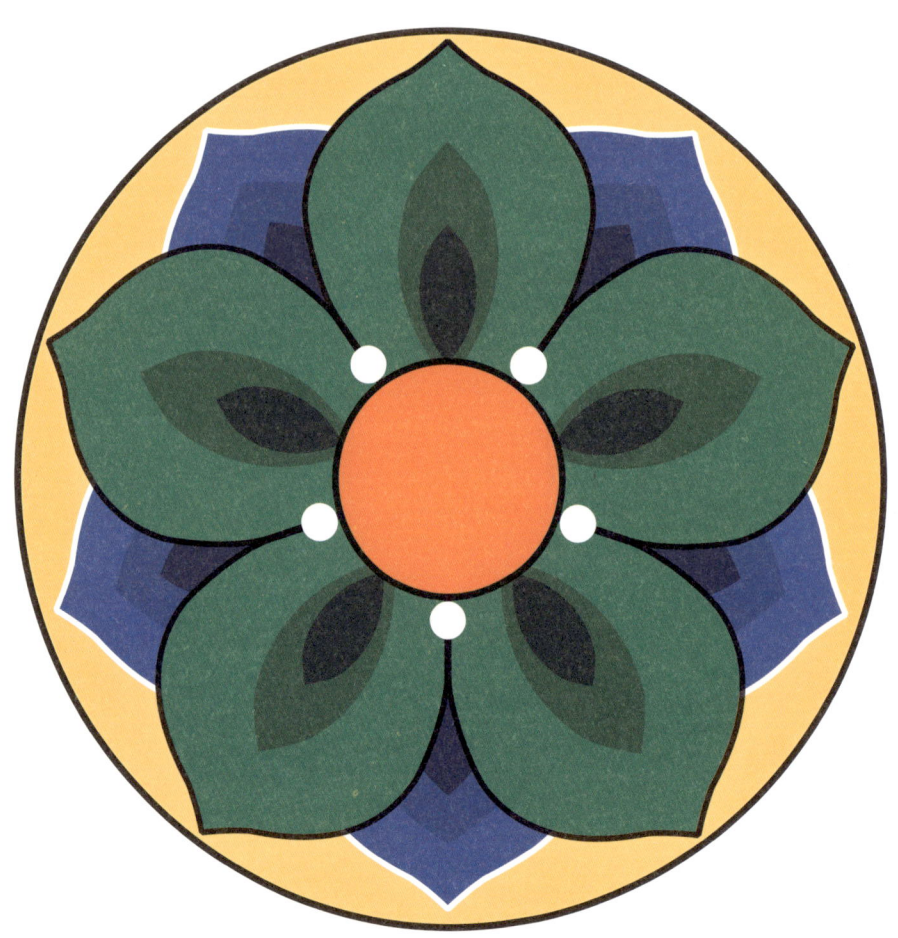

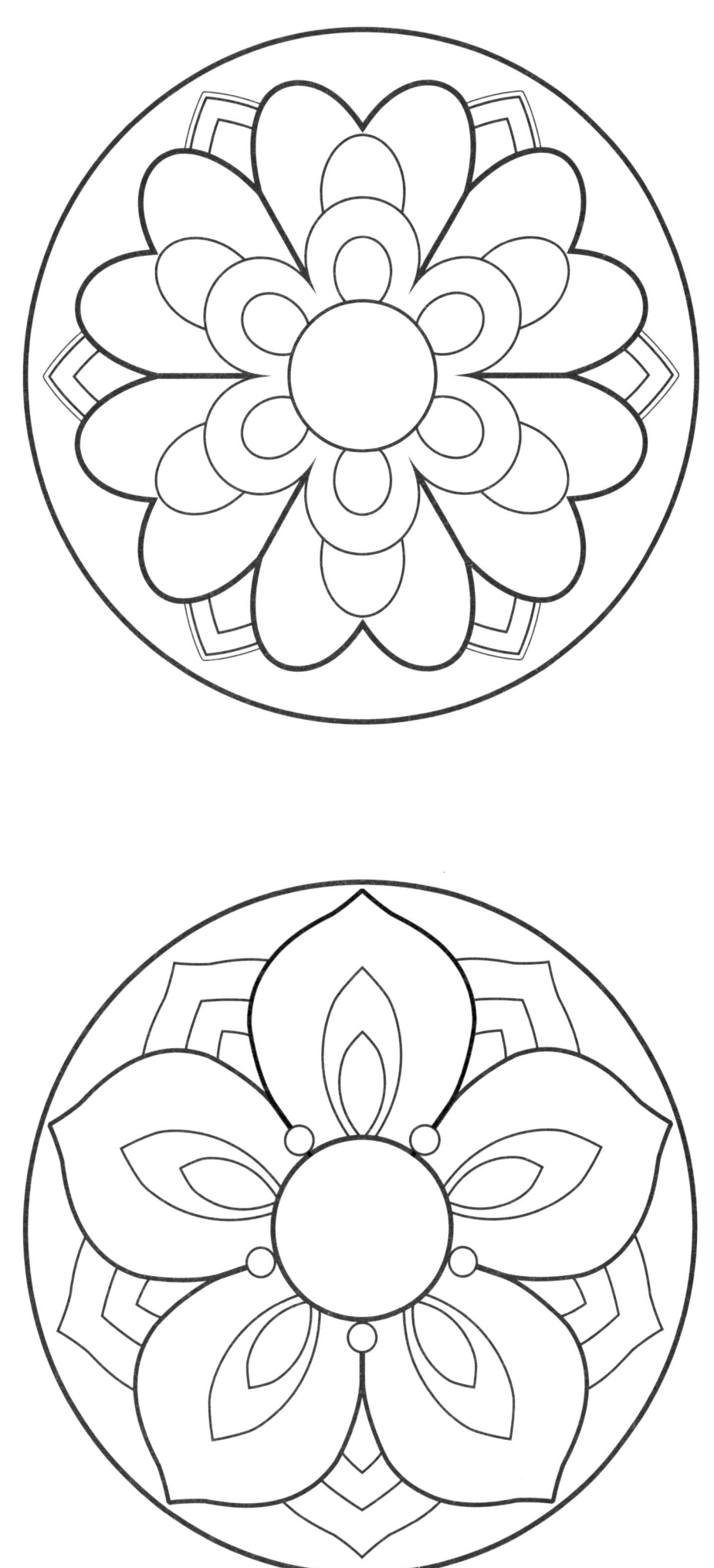

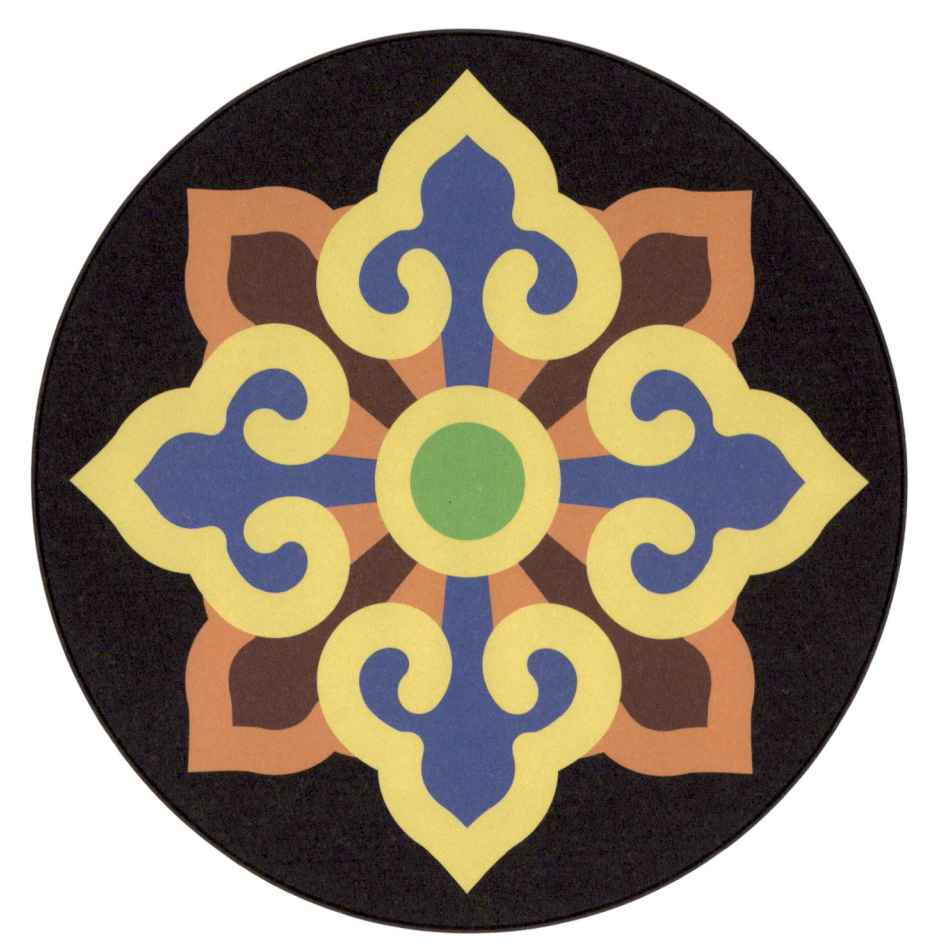
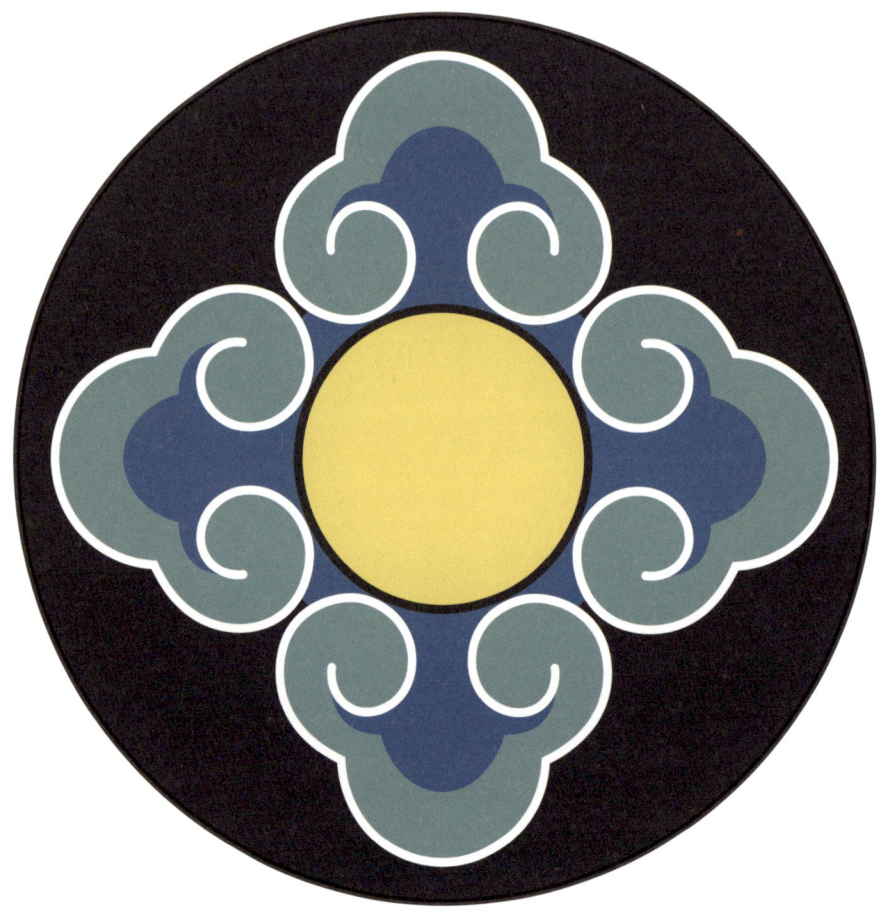

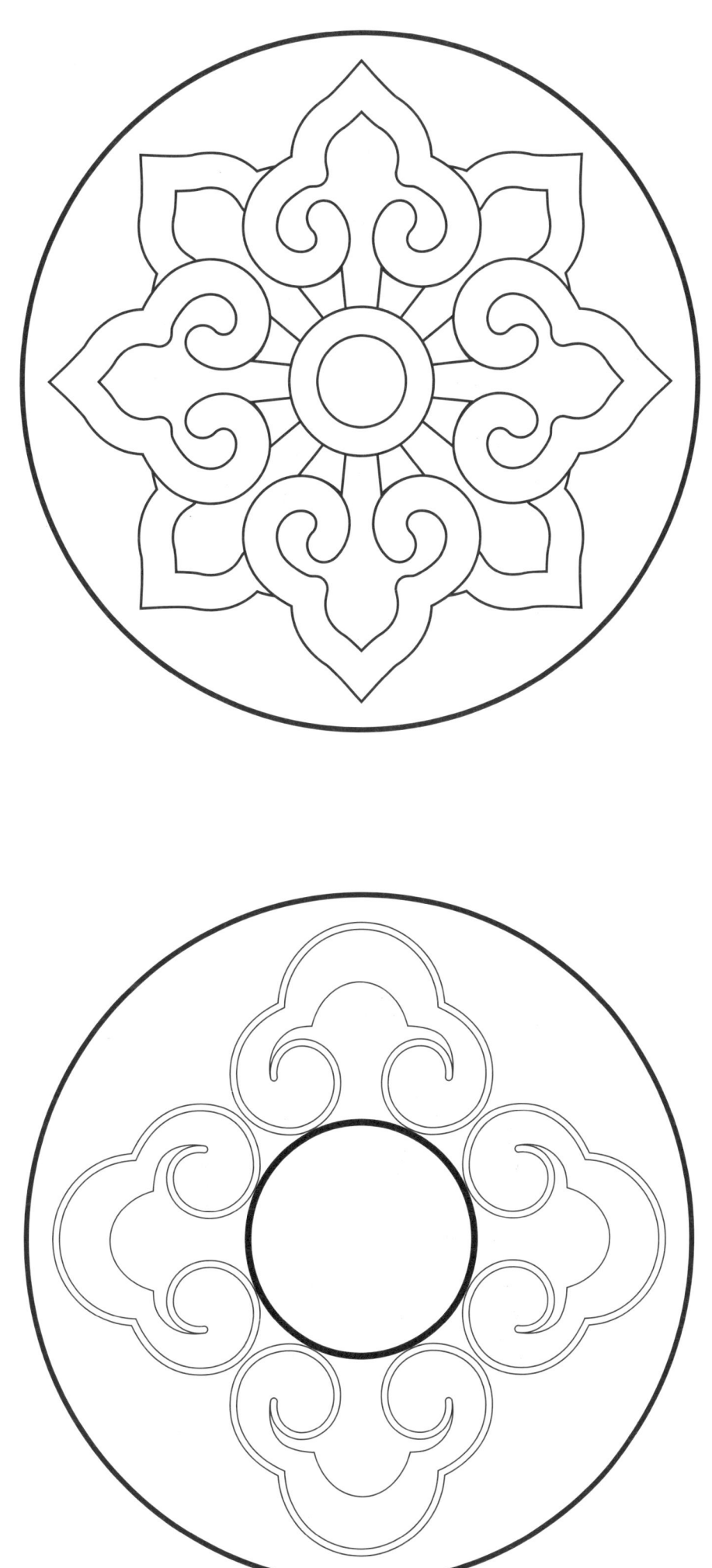

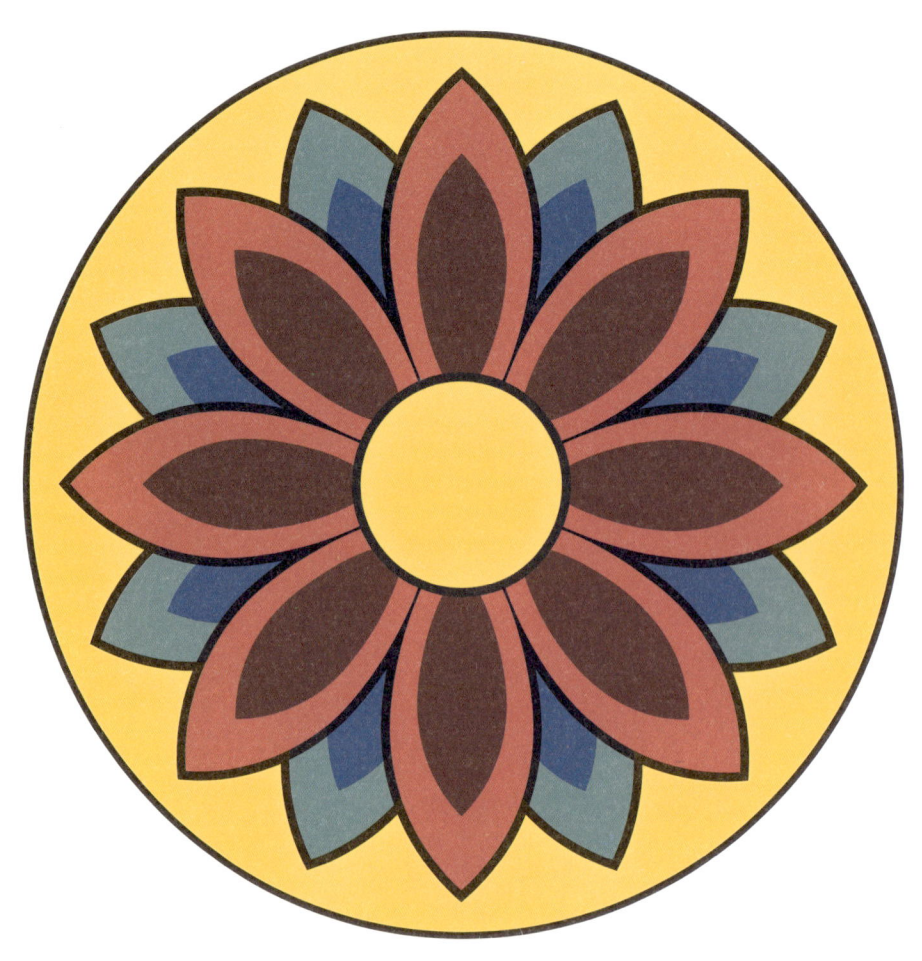
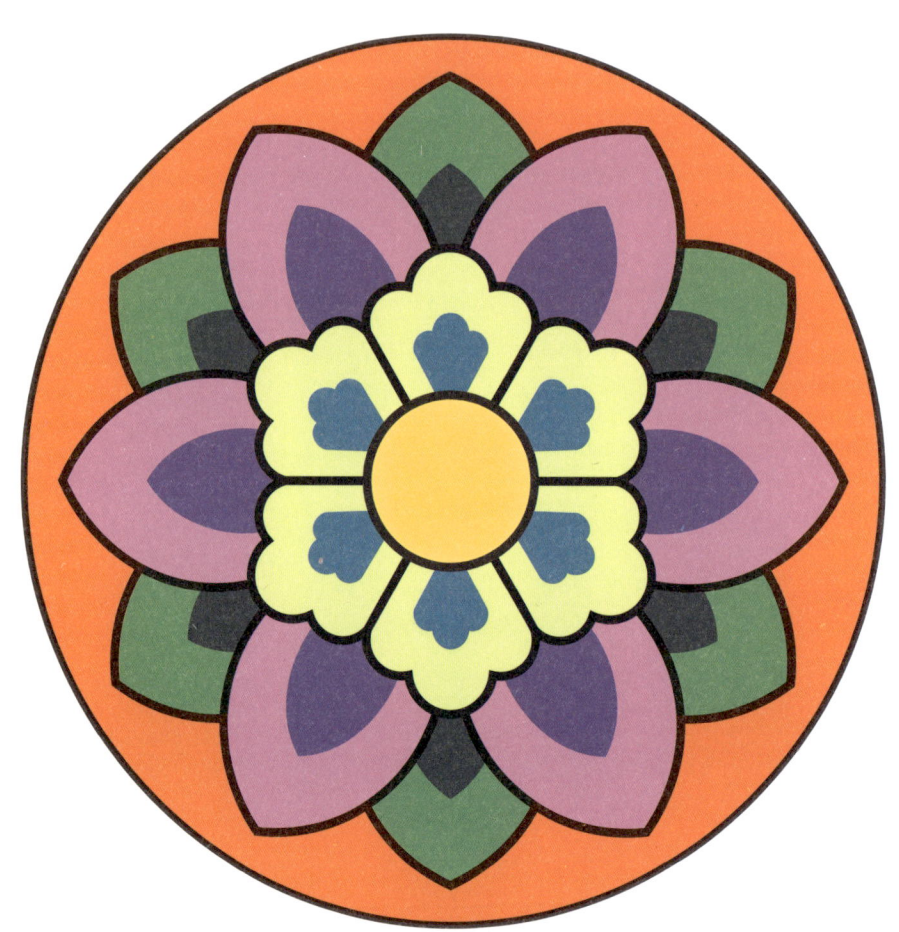

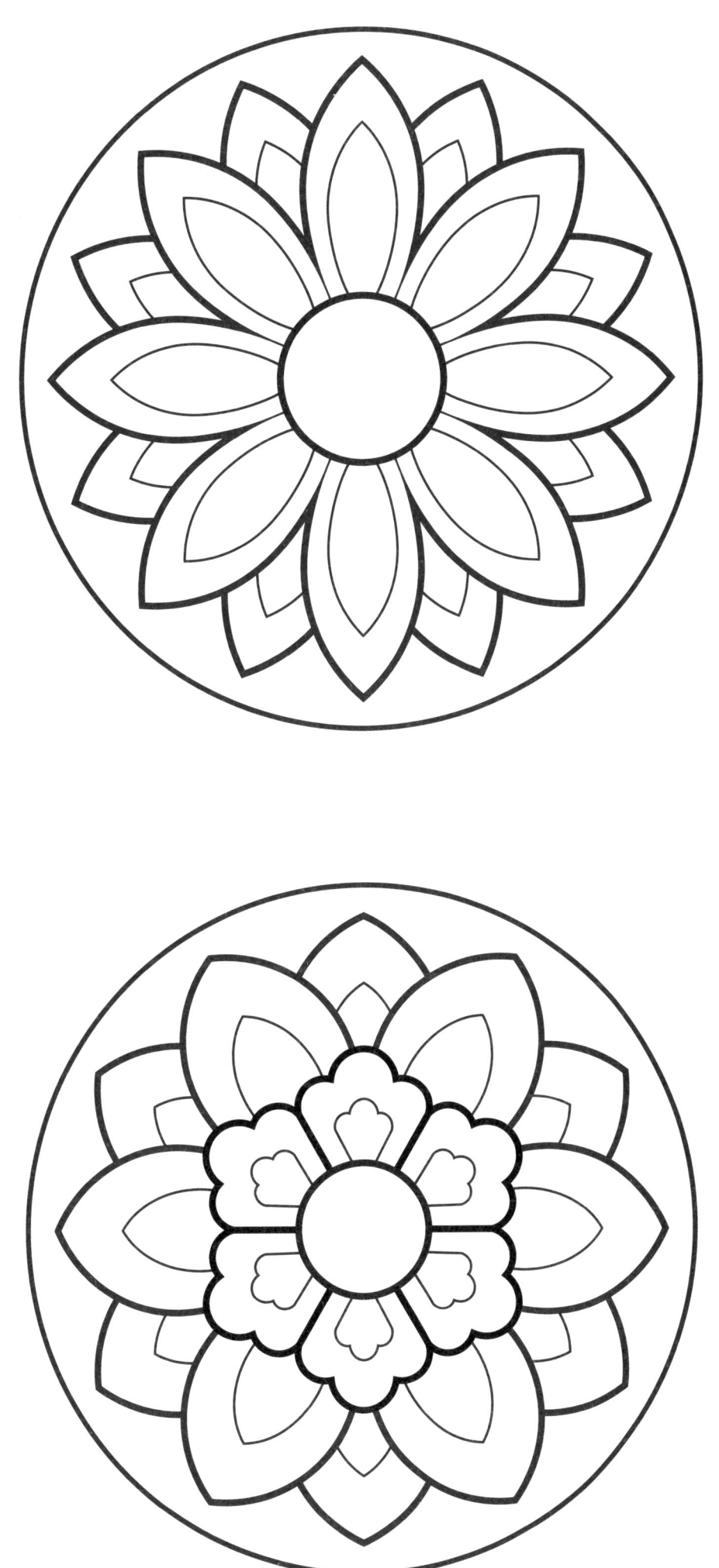

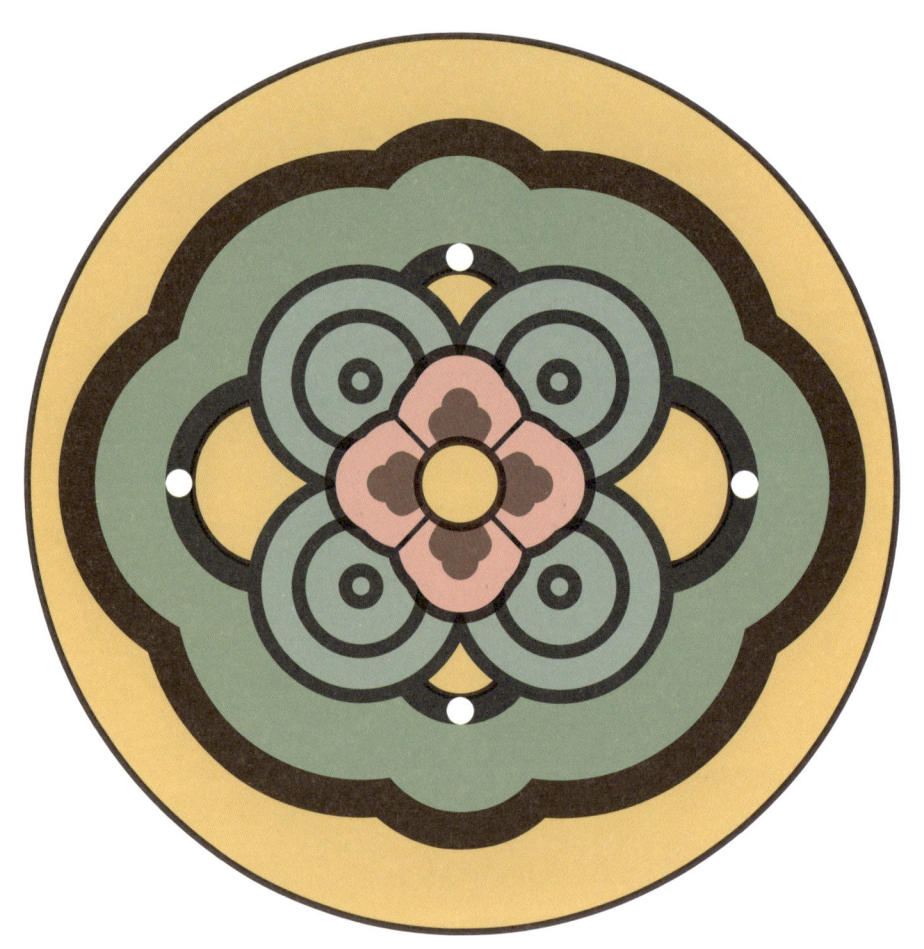
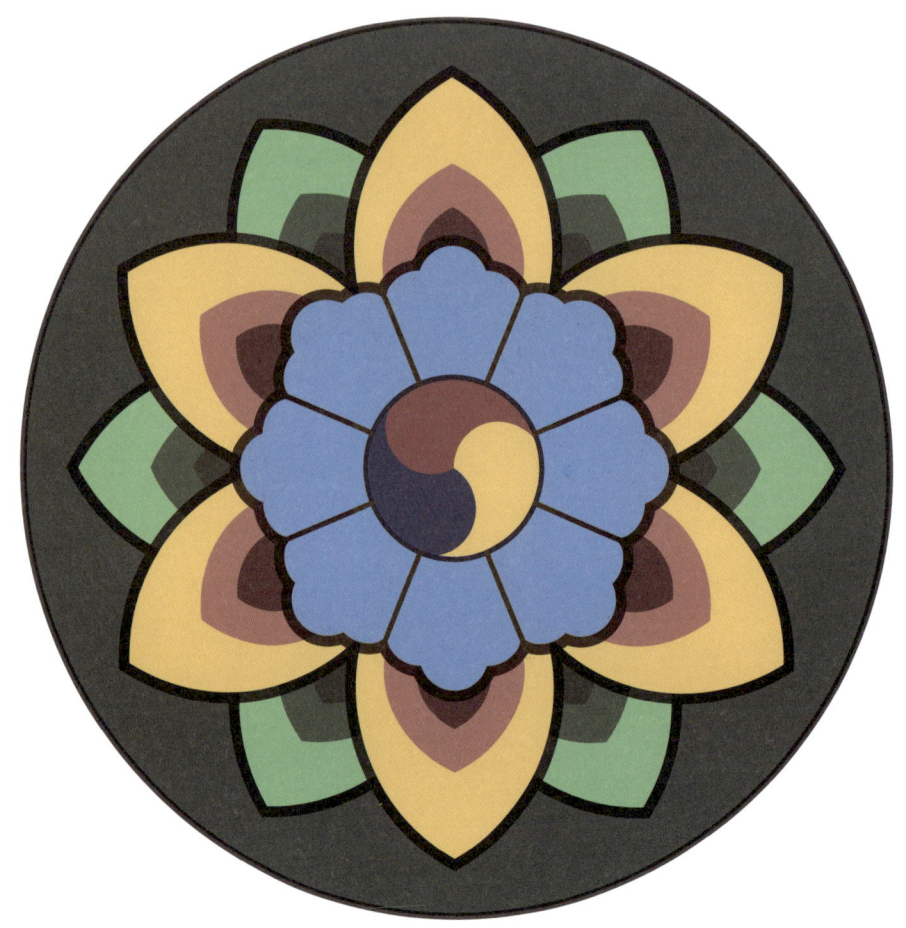

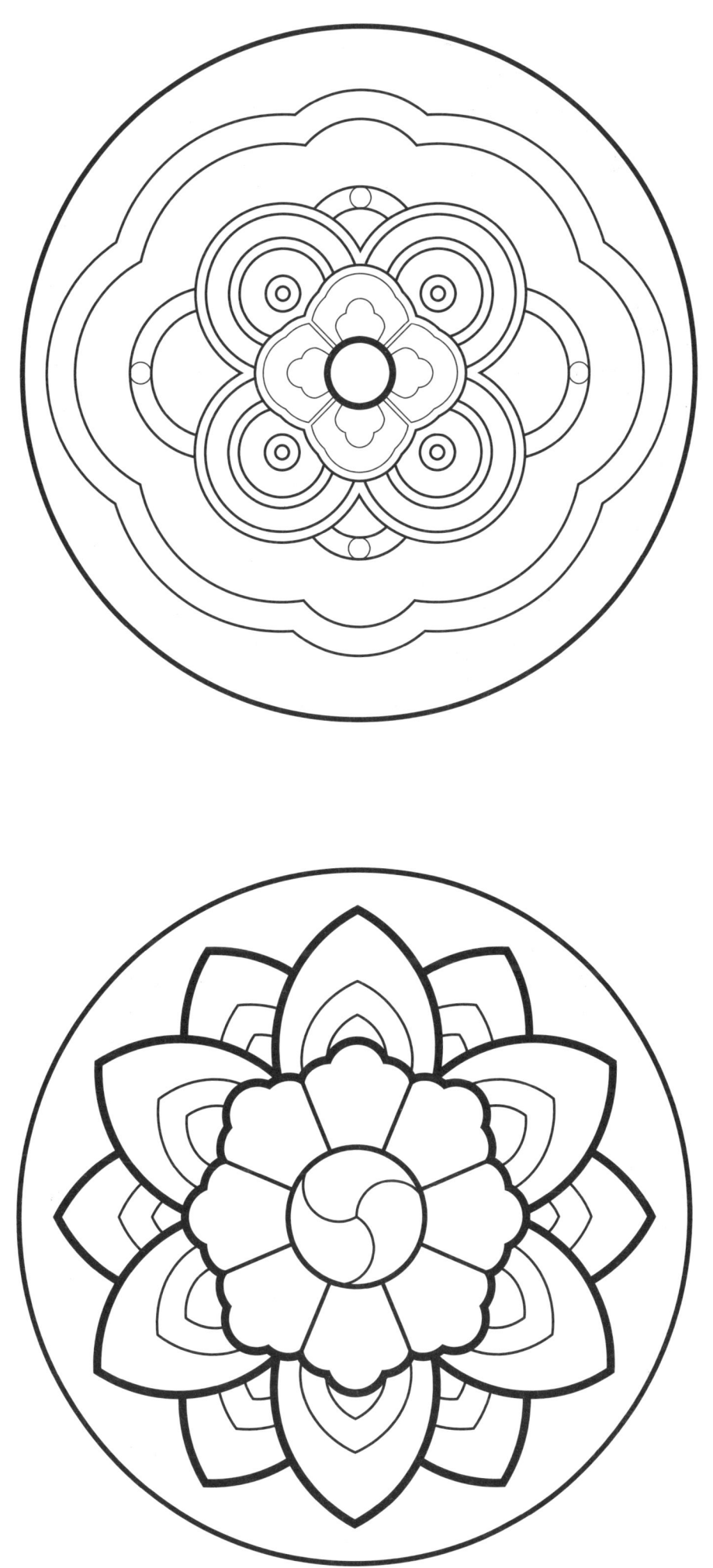

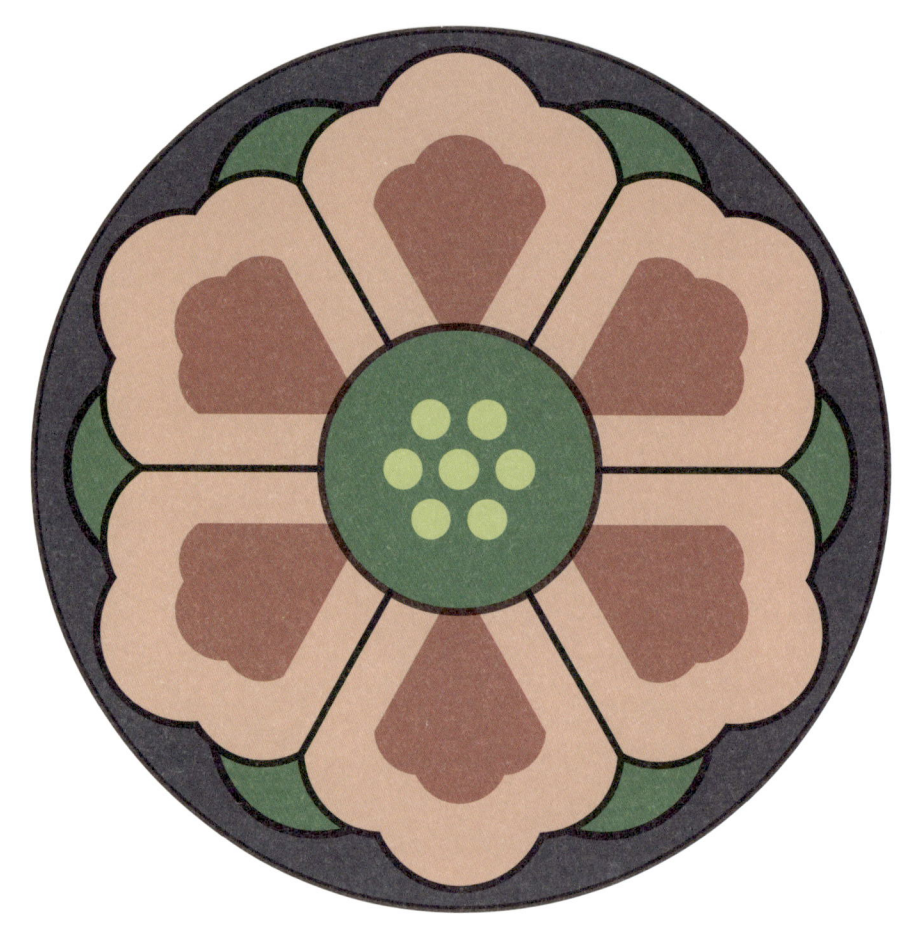
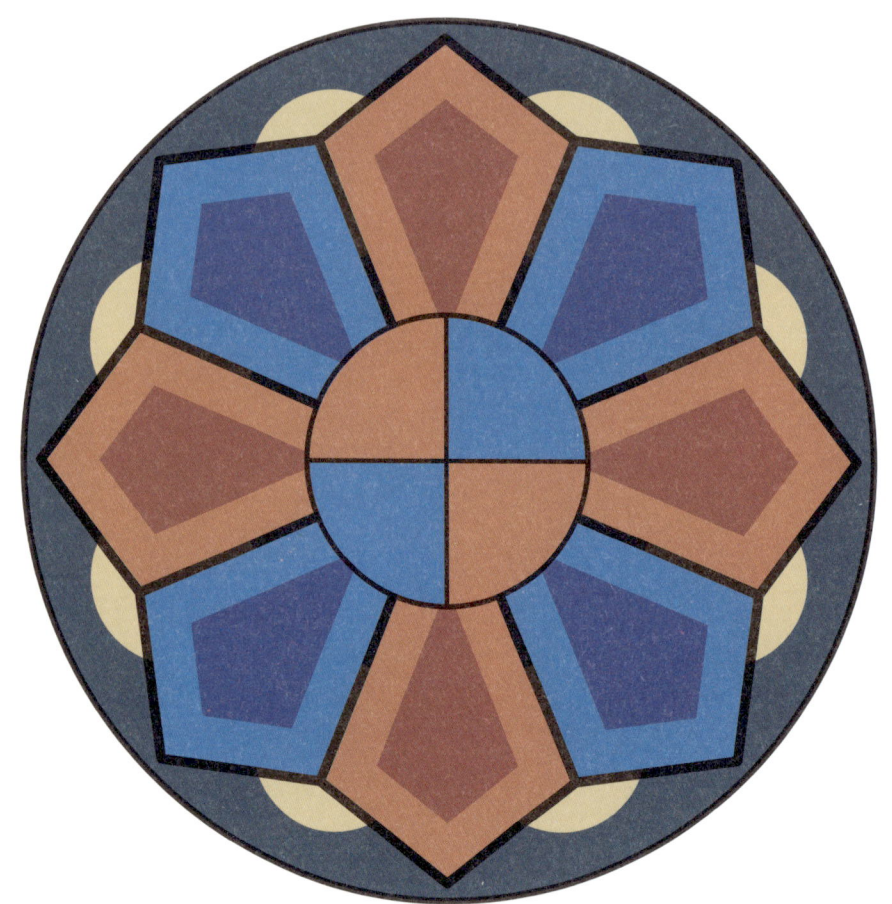

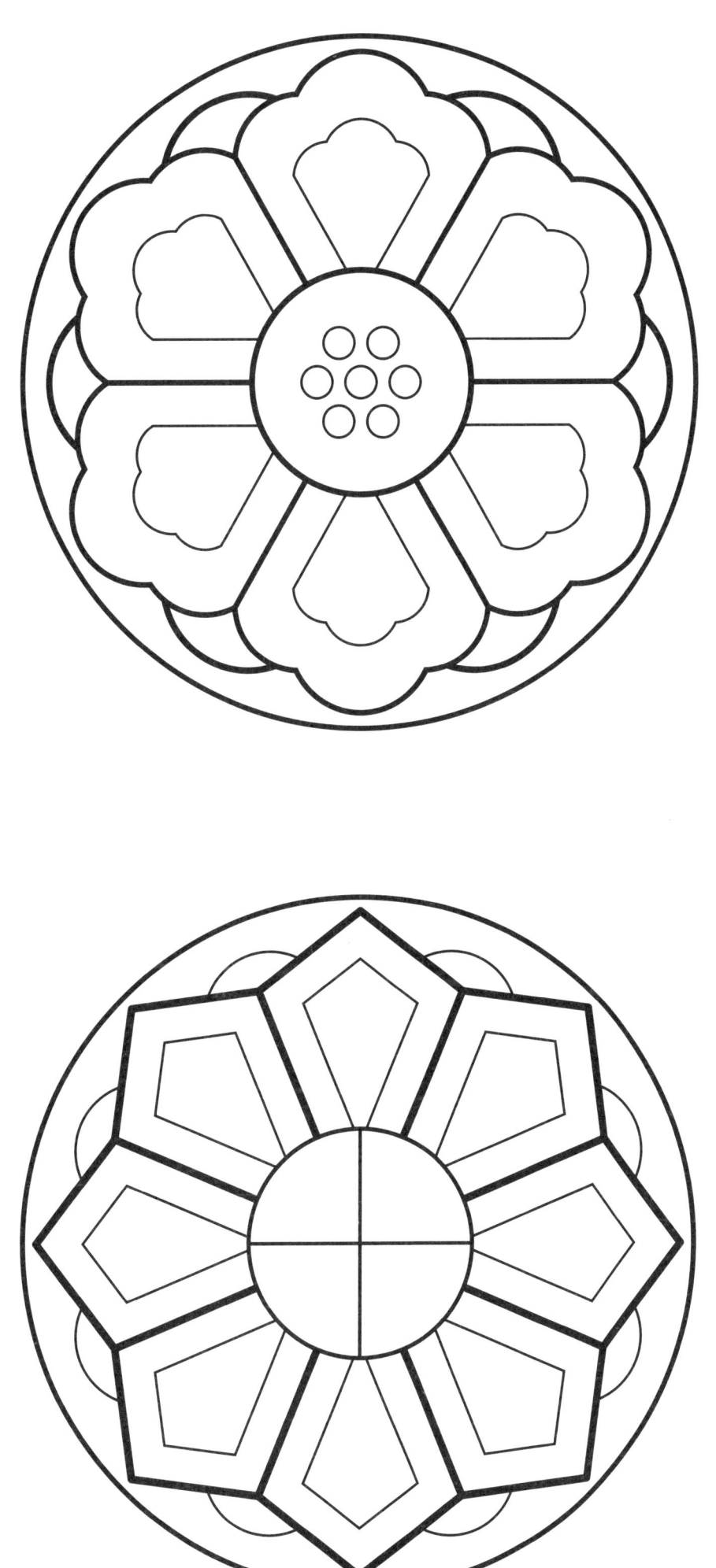

치매 예방, 기억력·집중력 향상
어르신을 위한 색칠 놀이

초판 1쇄 발행 2023년 2월 22일
초판 7쇄 발행 2025년 3월 17일

구　　성 미토스기획
펴낸이 박찬욱
펴낸곳 오렌지연필
주　　소 경기도 고양시 덕양구 삼원로 73 한일윈스타 1422호
전　　화 031-994-7249
팩　　스 0504-241-7259
메　　일 orangepencilbook@naver.com

ⓒ 오렌지연필

ISBN 979-11-89922-40-5 (13650)

*잘못 만들어진 책은 구입처에서 교환 가능합니다.